JN001093

感情に
振り回されない
レッスン

中野信子
脳科学者

プレジデント社

感情に振り回されないレッスン

脳科学者
中野信子

プレジデント社

はじめに

本書は、2016年から2021年にかけて、コンビニエンスストアのセブン-イレブン限定書籍として出版した7冊のなかから、脳科学をベースとするわたしの考えを、「語録」として厳選したものです。

数多くのトピックを1冊にまとめ、書店などを利用する方にも読んでいただけるように再編集しました。また、語録としてまとめづらいものは、一部を抜粋・改訂するかたちで、おもに各章の最後に収めています。

約6年にわたり続けたシリーズのため、テーマは人間関係、恋愛、お金、運、性格、仕事、勉強……など、多岐にわたります。また、わたしたちが暮らす社会や、人間そのものについての考察も含まれています。

加えて、脳科学の観点から、「メタ認知」の大切さ、習慣のつくり方、自己肯定感の育み方など、具体的なノウハウをたっぷり紹介しているので、実際の生活にすぐに役立てられる情報も満載となりました。

こうしてまとめてみると、切り口は多岐にわたるものの、お伝えしたい本質は変わらないことをあらためて認識しました。それらを一言ではまとめづらいのですが、あえていえば、わたしたちは、「生き延びること自体がひとつの達成」だということです。

いまは先が見えづらい不安な時代といわれます。パンデミックをはじめ、戦争や気候変動など、これまでにない危機に人類はさらされています。わたしたちが暮らす日本の社会を見ても、少子高齢化、格差拡大、景気の長期停滞をはじめ、様々な将来不安に直面しています。困難が多く、大変生きづらい時代を生きているのは間違いありません。

しかし、本書の各所でお伝えしているように、リスクにさらされなければ、前進していけないのもまた人間の本質なのです。困難がない人生などあり得ません。

むしろ、もやもやとした不安や恐れ、怒りや妬みといった嫌な気持ちを抱えながらも、自分なりに自由に、楽しみながら、幸せを感じて生きていくこと。他者や世間から押しつけられる差別、偏見、しがらみなどから自らを解放し、思いきり学び、遊んで生きていく。

そうしてしぶとく生き延びていくこと自体が、大いなる達成なのだと思います。

本書は量が多く、類似トピックを近くにまとめてはいますが、むしろどこからでも気軽に読めるつくりを意識しました。気が向いたときにぱらぱらとページを繰って読むだけでも、十分に生活に役立たせることができ、また楽しんでいただけると思います。

Contents

Lesson 1 「あの人」の心を見抜く

Lesson 3

人生の武器になる「超」勉強力

Lesson 4

悩みと上手につきあう

Lesson 5 脳を整える

Lesson 1

「あの人」の心を見抜く

001

誠実な人ほど、不誠実な人に対して敵対心が強くなる

心理学でよく参照される実験に、「最後通牒ゲーム」というのがあります。

ある一定の報酬をふたりで分けるゲームで、一方に分配の比率を決める権利が与えられ、もう一方にはそれを拒否する権利が与えられます。

ただし、拒否権が発動されたときは、どちらも1円も得られないという条件付きです。

さて、このとき決定権を持つ側が、5対5あるいは6対4の割合を提案した場合は、拒否権の発動率は小さく、2割以下で収まります。

ところが、7対3になると、拒否権の発動率がグンと上がることがわかっています。

これは少し考えてみれば、非合理的な判断であることがわかります。本来ならば、たとえ割合が9対1であろうと、拒否権を発動しないほうがその人にとっても得だからです。なにも得られないよりは、少しでもなにかを得られたほうがマシなはずです。

しかし、それでも拒否権を発動するのは、「そんな失礼なことをするやつに、1円たりとも受け取らせるものか！」という気持ちが生じるからです。

そして興味深いことに、こうした感情は、ふだんから誠実なタイプの人ほど強くなることがわかっているのです。

002

ヨイショをしてくる人は、あなたを誘導しようとしている

この効果について、逆から考えることもできます。もし、あなたをやたらとヨイショする人がいたら、レッテル貼りに精を出しているのかもしれません。そのときは、「この人はわたしに、こうあってほしいと思っているんだな」と解釈し、それをやってあげれば相手はよろこびます。

乗せられたふりをして主導権を握ってしまえばいいのです。

社会心理学に「ラベリング効果」というものがあります。相手に「こうあってほしい」というラベル、つまりレッテルを先に貼り付けてしまうことで、相手がそのとおりの行動をするように誘導することができるというものです。

例えば、資料作成が雑な部下にそれを頼むとしましょう。このとき、「いつもちょっと雑だから、もっと丁寧にやってくれよ」などといってしまったら反感を買うだけです。

それよりも、「いつも丁寧な仕事をしてくれてありがとう。この資料もよろしく頼むよ」といってみる。

要するに、「いつも丁寧な仕事をする」というレッテルを先に与えてしまえば、部下はまんまと、あなたが望む方向へ誘導されるというわけです。

003

道徳心が高い危険な人物がいる

アメリカの社会心理学者ジョナサン・ハイト（バージニア大学教授）は、「道徳心」を次の5つのカテゴリーに分類しています。

① 他人に危害を与えないようにする道徳心
② フェアな関係を重視する道徳心
③ 共同体への帰属、忠誠に関する道徳心
④ 権威を尊重する道徳心
⑤ 神聖さ、清純さを大切に思う道徳心

一般的な人間関係において、まず求められる道徳心は①と②でしょう。また、①と②が高い人は、総じてほかの要素も高くなる傾向にあります。

ところが、ハイト氏によれば、①と②が欠落しているにもかかわらず、③と④が高い人たちがいることがわかっています。

忠誠を重んじながらも、他人に危害を与えるのはいとわないわけですから、日本社会でいうなら、暴力団の構成員などはこれにあたるかもしれません。また、直接的に暴力をふるわなくても、ブラック企業の中核を担うスタッフなども含まれるでしょう。

道徳心も、その現れ方次第で危ない人をつくってしまうのです。

004

異常なセックス好きは、より強い刺激を求めているだけ

最近、「セックス依存症」という言葉が広く知られるようになってきました。

著名人でもこの依存症に苦しむ人は多く、アメリカのビル・クリントン元大統領や、プロゴルファーのタイガー・ウッズ選手も、セックス依存症と診断されています。

実は、この考え方自体は1980年代にすでにありましたが、一般には「自分の性欲を抑えられないだけのことなのに、それを病気のように扱うなんておかしいのでは？」という抵抗感が強く、なかなか認知が進みませんでした。

性的な快感は、脳の「報酬系」という分野を刺激します。このとき、報酬系を刺激する快感が非常に大きいと「耐性」が形成されます。

耐性とは、状況の変化に対応していく生物の能力のこと。例えば、最初は抗生物質で死滅していた細菌が、抗生物質慣れして生き残っていくのも耐性ができたからです。

同様に、セックスしたときの快感に慣れてしまうのも耐性ができるからです。それゆえに、「もっと強い刺激を！」と求めてしまう。それがセックス依存症の正体なのです。

005

不安定な人間関係に、安心感を抱くタイプの人がいる

わたしたちが恋愛のパートナーを選ぶときに、「この人いいな」と思うポイントは、大きく分けてふたつあります。

ひとつは、最初の印象とギャップがあったり、自分にないものを持っていたりするという神秘性。

もうひとつが、自分や周囲の人に対して示す優しさや親切心です。

どちらも魅力を感じさせる要素ではありますが、たいていの場合、どちらか一方に偏ることが多くなるものです。

その偏りは、脳の遺伝的気質に加えて、子どものころにつくられた家族などの人間関係のひな形に大きく左右されます。

どういうことかというと、子どものころから安定的な人間関係が築かれていた人は、人の優しさや親切心を重視する傾向にあります。

一方、孤立感を抱いていたり、早くから自立を強いられたりしたような場合、大人になってからも、むしろ「不安定な人間関係に安心感を抱く」ことがまま起きるのです。

精神的に不安定なタイプがいるのは、こんなところに原因があるのかもしれません。

006

依存症は性格の問題ではなく、治癒が必要な病気

先にセックス依存症について述べましたが、依存症の人が依存してしまう対象には、大きく分けて次の3種類があります。

①　物質への依存（アルコール、薬物、食べ物など）

②　プロセスへの依存（ギャンブル、セックス、買い物、仕事など）

③　人間関係への依存（恋愛、宗教、親子関係など）

①の物質への依存は見た目にもわかりやすいのではないでしょうか。②の仕事などへの依存は案外気づきにくく、「あいつは真面目に遅くまで働いているな」と、よい評価をしがちです。

また、③のように夫婦や恋人、親子といったあいだに依存関係が生まれれば、最悪の場合DVや虐待につながりかねません。

例えば、DVをした夫が実家に帰った妻の元に向かい、「二度とやらないから戻ってくれ！」と泣いてわび、またすぐに同じことを繰り返すのは、完全に治療が必要な病気です。

それを性格的なことととらえ、「今度こそあの人はわかってくれるだろう」と期待するのはナンセンス。依存症は、一般的に考えられているよりもはるかにやっかいな病気なのです。

007

人の悪口をいうと自分の脳を傷める

あなたの近くに、人の悪口ばかりいっている人がいたら、あなたはどうしていますか?

「そんなことをいうのはやめなよ」と注意する? 本意ではないけれど、面倒くさいので適当に相槌を打っておく?

どちらもありがちな対応ですが、あまり得策ではありません。いちばんおすすめするのは、できれば、その場を離れることです。

わたしたちの脳は、交わされた言葉をしっかりと覚えており、それを後から繰り返す性質を持っています。ただ、そのときに主語や目的語を、脳は正しく判断しません。

どういうことかというと、AさんがいったのかBさんがいったのか、Cさんに向けられたのかDさんに向けられたのかという点を整理することなく、その言葉が脳内で繰り返されてしまうのです。

つまり、人の悪口をいえば、それはそのまま自分に対して繰り返されるし、そばで聞いていただけでも同様の結果になるということ。

しょっちゅう人の悪口をいっている人は、そんな負のスパイラルにどっぷりはまり込んでしまっているのです。

懸命なあなたは、できればかかわらないで放っておきましょう。

008 プレゼン上手な人と、すぐ契約するのは危険かもしれない

一方でサイコパスは、事務的な仕事や協調性を必要とされるチームワークは苦手で、すぐにぼろを出す傾向にあります。

素晴らしいプレゼンを受けて感動し、「契約を」となったとき、サインをする前に、一度その人と簡単な業務をともにしてみるのもひとつの方法でしょう。さもないと、プレゼンだけの中身のない商品をつかまされかねません。

ビジネスで新商品のプレゼンテーションを行う。そんなときに大事なのは、いかに自社商品が優れているかを強調することではありません。

そうではなく、大切なのは、「相手がなにを求めているか」「どんな話題を振ったらよろこぶのか」を察知し、それに沿って話を進めることです。

そのためには相手の心理を見抜く能力が必要であり、いかに優秀なビジネスパーソンといえども、この能力が問われるプレゼンはなかなか難しいものです。わかりやすく話せばいい、というものではありません。

その点、サイコパスは、人が考えていることを見抜いて、それに合わせた演技をし、相手を自分の手のひらで転がすことができます。だから、プレゼンはかなり上手なはずです。

009

幸せそうな人ほど、反社会的な行動に出ることがある

売春に手を染めている女性が、みんな不幸そうかというとそんなことはありません。むしろ、なかにはいつも幸せそうにしている、のんきな印象の人もけっこういます。

こういう人は、脳の構造に特徴があります。わたしたちの脳内では、ドーパミンやセロトニン※という物質が分泌され、それによって幸福感や安心感を得ることができます。

一方で、これらの物質を分解する酵素もあり、その分解能力が弱い人が3割くらいいることがわかっています。

酵素の分解能力が弱ければ、ドーパミンやセロトニンが、ほかの人よりも長く脳に留まることになります。だから、ふわふわとした幸福感に包まれやすくなるわけです。

しかし、わたしたちは不安感があるからこそ、つねに先のことを考えて自制した行動を取るものです。ところが、いつもふわふわした幸福感に包まれていれば、あまり先のことは考えず、目先の欲求に従って刹那的な行動を取りやすくなります。

つまり、幸せそうに見える人ほど、あまり深く考えずにおかしなことをしてしまう可能性があるのです。

※**セロトニン**　精神を安定させる働きを持つ神経伝達物質。ストレスなどが原因で不足すると、精神の安定が保てず、うつ病や不眠症などを引き起こす。

010

努力でのし上がってきた人は、ときに他人の才能を潰す

「君のやろうとしていることは、はっきりいって意味がないんだよ」

「そうじゃなくて、わたしのようにその逆をやらないとダメなんだよ」

「仕事はできるかもしれないけど、女性として子どもを産まなくて本当に後悔しない？」

このように、才能のある他人に対して、あらゆる角度から心理的な攻撃をしかけてくる人がいます。

これは、努力してのし上がってきた割には自分に自信がなかったり、不遇ななかでがんばってきたけれど、「本当はもっと上に行けたはずだ」という不満が残っていたりするタイプに見られがちな傾向です。

こんな人たちに人生を潰されてはかなわないので、対策としてはやはりできるだけ近づかないようにするのがいちばんです。

ただ、職場の上司などどうしても接触しなければならないときには、逆に相手を安心させることを考えましょう。

「ああ、わたしなんか全然ダメですよー」

「実は、金銭的に苦労していましてね」

別に嘘でもいいので、自分の弱みをあえて見せることで油断させ、相手の攻撃欲を完全に削いでしまいましょう。

011

ちやほやされたときは、付け込まれているかもしれない

人は誰でも、まわりからちやほやされるのが好きなものです。だから、自分を持ち上げてくれる人には、好意的な感情を抱きます。

でも、その目的を見抜けないと痛い目に遭うことになります。

とくに、あなたが「見栄っ張り」を自認しているなら注意が必要です。

見栄っ張りの人は、「ケチだと思われる」ことをとても恐れます。だからこそ、それを知っている人が巧みに近づいてきて、あなたからお金を引き出そうとするのです。

「○○さんクラスのセレブは、みなさんお持ちですよ」

「こうした慈善事業は、○○さんのような方々からのご支援なくしては成り立ちません」

彼ら彼女らは、あなたが「本当は断りたいと思っている」ことなど百も承知のうえで、そんなことはこれっぽっちも気づいていないような振る舞いをします。

「まさか、○○さんが、そんなケチなことをいうはずがないですよね」と暗にプレッシャーをかけてくるわけです。

でも、本当は百も承知なわけですから、断りたいことは断ったらいいのです。

012

「正しい人」のなかには、倫理観が欠如している人がいる

「敗者ではなく勝者になりたい」というのは、人間のごく自然な感情です。

そして、勝者になるためには、人よりも多くの富や名声を手にするといいという「勝ちパターン」も多くの人が知っています。

とはいえ、同時に「そのためであっても犯罪行為は行ってはいけない」というルールも同時に理解しているでしょう。

ところが……、世の中には勝ちパターンのルールは学ぶことができても、倫理や道徳に関するルールを学べない人がときどき存在するのです。

しかも、タチが悪いことに、彼ら彼女らは途中で「どうやら自分は特殊なタイプであり、そんな性質をあまり露わにしないほうがいいらしい」と気づきます。

そして、自分の本性を隠そうとして嘘をつくようになるのです。表面的には、あたかも倫理と道徳をとても大切にしているように振る舞うため、多くの人はコロリと騙されてしまいます。

あなたのまわりにいる、一見して「とても正しい人」をよく観察してみてください。もしかしたら、倫理観などがまったく欠如した「裏の顔」があるかもしれませんよ。

013

周囲から浮く人間には、浮く人間なりの理由がある

「どうして、あの人はわたしたちのグループに入ってこようとしないのかしら」

そう感じることがあっても、その人はけっしてあなたたちを嫌いなわけではないと理解してください。

実は、わたし自身、かつてはものすごく周囲から浮いている人間でした。

とくに中学校時代は最悪で、同性のクラスメイトが楽しそうに会話している内容がまったく理解できませんでした。どこが面白いのか、さっぱりわからなかったのです。

それゆえに、クラスメイトの輪に入っていくことができず、先生からは協調性がなく利己的な問題行動を取る人間と評価されました。

でも、誰にも悪意など感じておらず、ただ、異質だっただけなのです。

とくに日本人は集団行動を好みますから、異質な人間がそばにいるとつい不安になってしまう気持ちはわかります。あなたが大切にしている集団を、敵視しているように感じるかもしれません。

しかし、実際はそんなことはありません。異質は異質として、そのまま認めてしまうと、お互いに楽になるはずです。

014 空気を読まないあの人は、将来大物になるかもしれない

日本社会において、「空気を読まない人」はとりわけ嫌われる傾向があります。

そして、彼ら彼女らは、そのコミュニケーション能力のなさから、即座に「仕事ができない」と判断されてしまいます。

でももしかしたら、そんな人たちは、いまに大化けするかもしれません。なぜなら、彼ら彼女らは基本的に「人がどう思うか」に無頓着であり、自分のやりたいことだけを一生懸命やって、そうでないことは人に任せようとする傾向が強いからです。

日本人の多くは、人に迷惑をかけないように苦手なことでもすべて抱え込んでしまう傾向がありますが、それとはまったく逆の態度です。

そんな彼ら彼女らの態度は、結局のところ、衆に抜きん出たスキルを磨くことにつながります。

そこで、あなたのまわりに空気を読まない人がいたら、ただの困ったちゃんなのか、それともなにかに没頭している様子が見てとれるのかによって、冷静につきあい方を考えてはどうでしょう。

いつの日か大物になって、あなたやあなたの大切な人たちを助けてくれる貴重な存在になるかもしれませんよ。

015

すぐにもらい泣きしてしまう人は、成功できるかもしれない

人間の脳には、「ミラーニューロン」という神経細胞があるといわれています。ミラーニューロンは、「共感する脳」と言い換えることができます。

発見されたのは1996年で、サルの脳に見つかりました。実験者が飲み物を飲むしぐさをしたときに、サルの脳のなかで、サルがジュースを飲むときに信号を出す神経細胞がとても活発に活動していることがわかったのです。

この脳が発達していれば、なにかにつけて共感しやすくなります。例えば、なにか悲しい目に遭ったり、逆に感動したりして泣いている人を見ると、つい「もらい泣き」をしてしまうタイプです。

あるいは、テレビで誰かが温泉に浸かり「ああ、いい湯だな」といっているのを聞くと、まるで自分まで温泉に入っているような気分になるということもあるでしょう。

このような傾向が強い人について、「こんなので泣くなんて繊細過ぎる」「自分のことじゃないのにバカみたい」と評する向きもありますが、これも貴重な才能といえます。

というのも、人よりも共感能力が高いために、成功者の考え方や生き方を自分のものとすることができるからです。

成功者を目の当たりにすると、それを勝手に脳がコピーして、自己イメージに重ね合わせ、自然に行動や結果に反映させていくということが、ミラーニューロンによって起きるのです。

016 いいアイデアを引き出す「イエス・バット」を活用する

自分の意見を述べるときに、最初からものごとの核心部分に触れる人と、周囲の反応を見ながら少しずつ小出しにしてくるタイプの人がいます。

後者の場合、話しはじめた相手に対して、こちらはどうしてもつまらなそうな反応を示してしまいがちです。なぜなら、お互いに時間がないため、早くその人の意見や結論を知りたいからです。

しかしそれをやると、相手は結局核心部分をいわなくなります。

本当はつまらない意見だったわけではないのに、面白いところまで出させてあげずに終わらせてしまうことになるわけですね。

そのため、同僚であれ部下であれ、こうしたタイプの人がいれば、まず肯定してあげましょう。そして、その後に、「でも」をつなげる「イエス・バット」の手法を活用することをおすすめします。

「なかなか面白いじゃない。でも、あなたならもう少し別の面白いアイデアも出てくるんじゃない？」

おそらく相手は、こうした一言で勇気を与えられ、いいアイデアを出してくれるようになります。リーダーやマネージャーなどの立場にある人におすすめの態度です。

017

人間関係の傷を癒やすには、無理に忘れようとしないこと

裏切られた、騙された……誰かから与えられた傷は、自分自身が失敗するよりもはるかに深いものになります。

こんなとき、意志の力で「早く忘れよう」とすればするほど、「やっぱり忘れられない」という矛盾に苦しみます。こうした対立では、必ず意志の力が負けるのです。

そんなときは、むしろその苦しみや傷と向き合ってしまいましょう。

そのひどい出来事自体を変えることはできませんが、それが自分にとってどんな意味があったのかという評価の部分はいくらでも変えることができます。

「最悪」という評価に終始するのか、それとも「たしかに傷ついたけれど、おかげで自分の甘い部分がわかった」と思えるのか。

評価を変えることで成長し、その後、同じような目には遭わなくなるかもしれません。

だから、忘れようとするよりも、それを反芻して思い出せるようにしておくことのほうが、実は大事なのです。

もちろん、いうほど簡単なことではありませんから、周囲の力も借りましょう。友だちに話を聞いてもらうなど、言語化することでずいぶん楽になるはずですよ。

Lesson 1

018 自分の言動を分析すると、苦手な人ともうまくつきあえる

「メタ認知」という言葉を聞いたことがありますか？ メタ認知とは、「認知を認知すること」を指します。つまり、自分の思考や行動を客観的に認知することをいいます。

「そうか、あの人がこういうことをいうから、わたしは戸惑っているんだ」
「とくにこんなことをしているときに声をかけられると、いつも困ってしまうんだ」

このように、自分の思考や行動などを客観的に分析してみると、おのずと苦手な相手への対処法もわかるようになってきます。

このメタ認知能力を高めるためには、ふだんから自分を内観し、記録することをおすすめします。わたし自身、「メタ認知日記」とでもいうべき誰にも見せない裏ブログのようなものをつけて、たびたびそれを読み返しています。

もうひとつの方法として、「この人はメタ認知能力が高い」と思える人と一緒に過ごさせてもらうのもいいでしょう。

それによって、自分を客観視できている人の思考パターンや行動パターンが自然とあなたにも移ってくるはずです。

019

人間は本能的に群れたがり、身内びいきをしたがる生き物

心理学における有名な実験に、「青シャツと黄シャツの実験」というものがあります。

6歳から9歳の子どもを、青いシャツと黄色いシャツを着せたふたつのグループに分け、試験の平均点を競わせたり、なにかにつけて「青シャツを着ている○○君」と呼びかけたりと、それぞれがどちらのグループに属しているかをつねに意識させるようにした実験です。

そうした日々を過ごして1カ月後、「ふたつのグループが競争したらどちらが勝つと思う?」と聞くと67%が「自分たちのグループ」と答えました。

また、「グループ替えをするとしたら次はどっちのグループに入りたい?」と聞くと、8割以上が「いまのグループがいい」と答えたのです。

こうした身内びいきを、専門用語で「内集団バイアス」といいます。

もともと人間は集団を形成し、ほかの集団と戦ってきたわけですが、そのときに根拠のない優越感を感じられたほうがモチベーションが上がり有利だったために、進化の過程で内集団バイアスがかかりやすくなったのでしょう。

ですから、なにかにつけてつるみたがる人間は、種としての本能に忠実だともいえるのです。

020

「ふつうのおばちゃん」でも、男性を簡単に手玉に取れる

一方、男性の場合はそうしたリスクがなく、「いざとなったら逃げればいい」という気持ちがあるため、やってくる女性を受け入れやすいのです。

「いざとなったら逃げればいい」と油断している男性を見抜き、その裏をかいて近づくわけですから、やすやすと騙されてしまうのも当然。

高齢化社会が進む今後、ますます増える事象だと思われます。

妻を亡くした高齢の男性に近づき、その資産をいつのまにか自分のものにしてしまう女性がいます。これは別に、若くてきれいな人の色仕掛けばかりとは限りません。むしろ、いわゆる「ふつうのおばちゃん」タイプにも多いのです。

ときに、殺人事件にまで発展することもある彼女たちの所業を、「後妻業」と呼びます。

それにしても、なぜそんな危ない女性に、男性はころっと騙されてしまうのか。そこにはわかりやすい理由があります。

まず、性行為の帰結として、女性の場合は、妊娠や出産という重い任務を背負うリスクがつねにあります。だからこそ、女性は自分に言い寄ってくる男性を警戒します。

021

多くの人が、正しさの判断に「美醜」を持ち込んでいる

5歳の男の子に、いわゆる美人の女性とそうではない女性の意見を聞かせます。そして、「どちらのお姉さんのいっていることが正しいと思う?」と聞くと、なんと8割が美人のいっていることのほうを正しいと答えることがわかっています。

これはなにを意味するかというと、彼ら彼女らは意見の内容を精査しているわけではなく、単純に「美醜」で判断しているのです。

大人になれば、「そんなことではいけない」「自分はそうではない」と口ではいう人もいます。けれども、人の意見に賛同するか否定するかの判断をするときには、やはり美醜は一定の基準になっています。

内容的には平凡なことしかいっていないのに、妙にみんなから支持される人が、あなたのまわりにもいるのではないでしょうか?

もちろん、男女をひっくり返してもこれは同じで、ハンサムな男性のいうことは「正しい」と考えられがちです。

実は、脳科学的には、これは仕方のないことだといえます。なぜなら、脳のなかの「美しさ」を扱う領域と「正しさ」を扱う領域はとても近くにあるために、単純にそれらを混同しやすいからです。

022

ＬＧＢＴＱは、社会の進化のために必要とされている

レズビアン、ゲイ、バイセクシュアル、トランスジェンダー、クイアという、性的マイノリティを表現する「ＬＧＢＴＱ」という言葉が広く認知されるようになりました。

マイノリティとはいえ、実は13人にひとりくらいの割合で存在することがわかっています。

ただ、人類が種の保存をもっとも重視してきたことを考えると、必ずしも異性間でセックスをして子孫を残すことをしない彼ら彼女らは、長い歴史のなかで自然に淘汰されてもおかしくはなかったはずです。

にもかかわらず、つねに一定の割合で存在する。ということは、そこにはなにかプラスの意味があるのではないかとわたしは考えています。

例えば、ホモ・サピエンスというわたしたちの種は、極めて「社会性」が高い生物といえますが、この社会性の発達のためにこそ、彼ら彼女らの存在が必要なのかもしれません。

次世代への貢献は、なにも出産にかかわる人物だけができるのではありません。そうではなく、ＬＧＢＴＱの存在こそが、次世代が必要とする進化（社会性の発達）に大きく寄与しているのではないかと考えています。

023

努力できるかどうかは、生まれつきの才能でほぼ決まる

コンサートで生計を立てられるような優れた音楽家と、そうではない一般的な音楽家には、どのような違いがあるのかを調べた研究があります。

その結果、大きく違ったのは「練習時間」でした。優れた音楽家は20歳になるまでに平均約1万時間を練習に費やすのに対し、一般的な音楽家はそれより数千時間も少なかったのです。優れた音楽家は、より努力をしていたわけです。

また、遺伝子がまったく同じ一卵性双生児と、遺伝子の半分を共有する二卵性双生児を比べると、努力できるタイプかどうかは、一卵性双生児のほうが一致している割合が高い、つまり、遺伝の影響を大きく受けていることもわかりました。

こうしたことから、優れた音楽家は、高い評価を獲得するために必要な長時間の練習ができるよう、あらかじめ遺伝子にプログラミングされているという結論が導き出されました。

ひとつのことで大きく成功するには、才能に加え、並外れた努力が必要だというのは誰もが認めていることでしょう。

しかし、そもそも、その努力ができるかどうかすら才能によるところが大きいのです。

024

アイデアマンとは、これまでの歴史を遡るのがうまい人

あなたにはとても思いつかないようなアイデアを次々と出す人がそばにいると、助かったりうらやましくなったりすると同時に、焦る気持ちも生まれると思います。

「あんなふうに自分もクリエイティブになれたらいいのに……」と。

しかし、アイデアマンとして評価されている人は、本当のところは、新しいものを生み出しているわけではありません。

いま、この地球上には70億以上もの人間がいます。さらに過去に存在した人々を含めると、膨大な数になるでしょう。

そうした人たちが、ずっといろいろなことを考え続けてきたわけで、そもそもこれまで誰も思いつかなかったことなど存在しないといっても過言ではないでしょう。

要するに、アイデアマンは、過去を遡っていまの問題解決にマッチする方法を探し出し、それをアレンジするのがうまいだけなのです。

そう思うと、どちらかというと地味な能力に長けているのであり、特別派手なことをしているわけではないのです。

025 血液型で人はわからない

「あいつはB型だからマイペースだよ」
「いかにもA型らしい仕事ぶりだね」

日本人は血液型の話が大好きです。書店に行けば、血液型によって性格を言い当てる類の書籍がたくさん出版されており、なかにはベストセラーになっているものもあります。

実は、血液型と性格の関連性を調べるための学術的研究は、日本やアメリカを中心に、大真面目に何度も行われてきました。

しかし、その結果あきらかになったことは、「血液型と性格に関連性はない」という事実です。

「いや、そんなことはない。間違いなくおおまかな傾向はあるよ」

そう主張する人も多いでしょう。でも、もしかしたら、それは「あなたはO型だからおっとりしているね」「せっかちだからやっぱりB型だと思ったよ」などといわれ続けているうちに刷り込みがなされたのかもしれません。そして、それらしい振る舞いをしてしまっている一面があるとも考えられます。

いずれにしても、血液型で人間を判断しようという考え方は、およそ知的な態度とはいえないのはたしかなようです。

026

都会のエリートより、マイルドヤンキーは生命体として強い

車離れや晩婚化、少子化に象徴される大都市の若者とは対照的に、生まれ育った地元を愛し、地元のショッピングモールにたまり、多くの時間を地元の仲間や家族と過ごす。そんな若者たちを「マイルドヤンキー」と呼びます。

大都市に暮らすエリート層が、地方都市の若者たちを揶揄しているようにも聞こえます。

しかし、彼ら彼女らはコミュニティのなかで巧みに生きていける力強さを持ち、少ない収入で生活を楽しむ方法を知っており、周囲には助け合う協力者がいます。

一方で、都会に暮らすエリートには、それがありません。

もともと、都心のマンションでは、コミュニティをつくらなくてもひとりで生きていけます。コンビニを自分の冷蔵庫代わりにしてひとりで暮らすことも可能です。

しかしそれは、ひとたび電気・水道などのインフラや、コンビニをはじめとするサービスが機能しなくなったときに、生命維持すら難しくなることを示しています。

それに、遺伝子をしっかり残している子だくさんのマイルドヤンキーのほうが、生命体としての力が強いことは歴然。

都会に暮らすエリートにあこがれる地方の若者など、実に根拠が怪しいのです。

027

成功する経営者は身内から嫌われる

あるドイツの研究チームは、「社会的・経済的地位が高い人にはサイコパスが多い」という結論を導き出しています。

実際に、大企業のＣＥＯや外科医、弁護士など、世の中から尊敬される立場にある職業にはサイコパスが多いことがわかっています。いったいなぜなのでしょうか？

それはおそらく、彼ら彼女らは仕事上の要請から、他人の意見に流されることなく大胆な判断を下す必要があるからだと考えられます。その際に、他人の状況を顧みない、身勝手なサイコパシー※傾向が役に立っているともいえます。

例えば、米アップル創業者のスティーブ・ジョブズは変わり者だったことでも有名で、「彼のような人の下では二度と働きたくない」と訴える元従業員がたくさんいました。しかし、外から見ている分には、ジョブズは優秀かつ独創的な起業家で、とても魅力的な人物といえます。

もちろん、成功する経営者がすべてそうだというわけではありません。しかし、大きな傾向だけを見てみると、身内にとって嫌なやつほど成功するともいえるのです。

※サイコパシー　精神病質。恒常的に病的な異常性格で、社会適応に困難があるもの。

028

伝えられない思いは、噂話を利用してみるのも手

『伯爵夫人はスパイ』（アーリーン・ロマノネス著 講談社）という自伝的ノンフィクションに、ウィンザー伯爵夫人の次のような趣旨のセリフがあります。

「第三者のほめ言葉が、どんなときにもいちばん効果があるのよ。忘れないでね」

ここから、第三者を介した情報や噂話のほうが、直接伝えられる情報よりも影響力が大きくなることを指して、「ウィンザー効果」と呼ばれるようになりました。

そこで、いま気になる人がいるのだけれど、なかなか自分の思いを伝えられないようなときは、第三者を利用するのも手です。

とくに、相手が自分にあまりいい印象を持っていなそうなときなどにおすすめの方法です。

ただし、「Aさんが B君のこと好きだってさ」などと、直接にいってもらうのではダメ。

そうではなく、「Bさんて、見えないところでとても細かい心配りをされているんですよね。わたし、実は尊敬しているんです」などと、第三者との話題のなかにさり気なく出してほめ、それが第三者から相手に伝わるのを待つのがいいでしょう。

029

相手の性格が知りたいなら、好きな音楽について質問する

人が音楽を理解するのは、耳から入った情報を脳が処理するからです。そのときに使われる脳の部位は、実に多岐に及びます。

このことから、人によって好きな音楽ジャンルが違うのは、脳の部位の反応パターンによるものだと考えられます。

例えば、音楽の傾向はまったく違いますが、実はクラシック好きとへビメタ好きは性格が似ているという興味深い調査結果があります。両者ともに落ち着いた性格であり、あまり外向的ではない傾向があるそうです。

また、オペラ好きとヒップホップ好きも似ていて自尊心が強いとされており、レゲエが好きな人は勤勉ではないが、外向的で優しいなどという報告もされています。

そこで、気になる相手の本当の性格が知りたいなら、好きな音楽について話をしてみるのもいいかもしれません。それによって、自分との意外な共通点が発見できるかもしれませんね。

なお、つきあっている相手の「音楽の趣味が理解できない」という声をよく聞きますが、それも脳の性質によるものなので、「理解できなくてもいい」と割り切りましょう。

030

長所と短所の指摘の仕方で、恋の行方はまったく変わる

わたしの知人女性が、つきあって間もない恋人の欠点について悩んでいました。とても優しい男性だけど、時間にとてもルーズだというのです。

デートのたびに待たされるし、今後、自分の両親に紹介するかもしれないことなどを考えると、気が重くなるとのことでした。これは、好きな相手の欠点をなんとかしたいというよくある話ですよね。

でも、そんなことを相手に直球で指摘してはいけません。人にはみんな、長所と短所の両面があります。もし、短所だけを指摘されたら、誰だってむっとするはずです。

「向こうにも欠点はあるし、それをがまんしているのに、自分のことを差し置いてこっちのことばかりいわれたらかなわないよ」と、やがて関係を見直す方向に行ってしまうかもしれません。

だから、直してほしい短所について指摘するときは、長所とセットで、しかもかなりトーンダウンして伝えるほうがいいのです。

「あなたはいつも優しいから、時間にちょっとルーズなところは、まあいいかって、ついつい許せちゃうのよね」

このくらいで十分。「言い足りない」と感じるくらいでやめておきましょう。

031 たくさんお金を使ったという理由で、結婚する男性もいる

「サンクコストの錯覚」をご存じでしょうか。「すでに投資してしまった」という事実に引きずられて、合理的な判断ができなくなることを指します。

例えば、東京に住むあなたが、横浜で人気を博しているファッション雑貨の店に行ったとしましょう。入店規制があって、すでに行列ができています。２時間近く待って、あなたはようやく店に入ることができました。

しかし、実際に見てみると、どうもピンとくる商品がありません。でも、「わざわざ横浜まで来て、しかもこんなに待ったのだから」と店を歩き回って、たいして気に入ってもいないものを買ってしまう。こんな経験はありませんか？

本当なら、すぐに店を出てしまうのがもっとも損の少ない方法なのですが、すでに投資してしまった事実に引きずられ、それができなくなってしまうのです。

恋愛においても、同じような現象が見られることがあります。長いあいだつきあって、たくさんデートをしてきたような場合、時間もお金も費やしています。「もう、この女と結婚しなければもとが取れない」

こんなふうに考えて、すでに飽きている相手と結婚してしまう男性もいるのです。

032
貢がせる女性の常套句は、「みんながプレゼントくれたのよ」

「バンドワゴン効果」という、心理学の専門用語があります。「みんながやっているなら、自分もやらないとまずい」と思わせる効果のことです。

それを知ってか知らでか、「みんながプレゼントくれたのよ」というセリフを、とても上手に使える小悪魔的な女性がいます。

そして、上級者の小悪魔はさらに、「〇〇だったらわたしとてもうれしいな」などと、入手が難しいものをさらりとリクエストします。

すると、プレゼントを購入する側の男性は、ふと「どうして、彼女でもない女のためにこんなに苦労しているんだろう?」と思うことになります。こういう感情を「認知的不協和」といいます。

しかし、人はこの認知的不協和になかなか耐えられません。そこで、それを解消するために、逆に認知を変容しようとします。

「もしかして、僕は彼女のことが本当に好きなのかも……」

もちろん、本当は好きではないのですが、自らその認知を変えてしまうわけですね。

男と女の関係は、こんな錯覚をきっかけにスタートすることも多々あります。

033

美人でもなく性格もよくない女性が、男性を虜にしてしまう

「こんな女のどこがよかったわけ？」

複数の男性に大金を貢がせた結婚詐欺事件の犯人の映像がテレビで流れたとき、多くの女性から盛大なるブーイングが発せられました。

正直なところ、全然、美人じゃない。スタイルがいいわけでもなく、なんだかだらしない印象すら受ける。「こんな女に大金を貢ぐなんてあり得ない！」というわけです。

おそらく、この犯人は「ゲイン効果」という心理効果を上手に使ったのだと思います。結婚詐欺をするなら、ふつうだったら第一印象をよくしようと考えるところを、あえて「負の印象」から入るのです。

最初は、ブスのまま、太ったまま、だらしないままを相手の男性に見せて、自分への評価は低くしておきます。そして、徐々にいい面を見せていくのです。

ちょっとしたしぐさに上品さを見せてみたり、知的なことをいってみたり。あるいは、親切に振る舞うことで、男性は「意外に素敵な人なんだな」と印象を変えていきます。そして、いつのまにか虜になってしまうというわけです。

これは、詐欺の常套手段として認識されているくらい、よくあることなのです。

034

「俺は右脳型人間だから」という男性は、相手にしない

「右脳が発達している人間は創造性が高い」ということが、一時期ずいぶんといわれました。しかし、これはほとんど迷信に近いとらえ方です。

たしかに、右脳と左脳には機能の違いがあります。大ざっぱにいうと、右脳は全体を把握し、左脳は部分を細かく見る脳です。

ただし、そこに個人差はないということがわかっています。

7歳から29歳までの1000人以上の脳の神経活動を、2年にわたり比較調査した研究があります。7000以上の脳の領域について、画像を用いて右脳・左脳の機能に個人差があるかを調べた結果、有意な違いは見られなかったというものです。

つまり、右脳型人間・左脳型人間という区別はないということであり、いまだにそんなことをいっているのは古い考え方なのです。

そもそも客観的に測ることができない創造性なるものを、どうやって比較できるのでしょう?

具体的な根拠もなく、「自分は右脳型人間だから創造性が高い」などと主張できるのは、むしろ創造性がない証にも思えてきます。

035

夫の浮気相手の幸せを祈れば、元の鞘に収まる

夫の浮気相手は、妻にとって敵であるはずです。だから、妻は浮気相手の不幸を願うのがふつうでしょう。

しかし、それとまったく逆のことをした女性がいました。彼女は、ある人から「みんながいい方向へ向かえるように祈れ」というアドバイスをされたといいます。

もちろん、最初は納得できなかったものの、夫も自分も、そして浮気相手の女性も幸せになるようにと祈り続けました。

人は、心のなかに恨みが満ちているとき、攻撃的な脳内物質が分泌されます。

しかし、人の幸せを祈っていれば、「βエンドルフィン」というホルモンが放出されます。このβエンドルフィンは、鎮痛効果や気分の高揚・幸福感などをもたらす脳内物質です。

それがより多く分泌されたことによって、彼女は心身ともに美しさを取り戻したのかもしれません。やがて、夫は浮気相手と手を切り、心が美しく穏やかな彼女の元へと戻ってきたそうです。

他人を変えることは難しいものです。しかし、自分の脳をいい方向にコントロールすることで、自分をめぐるまわりの状況をいい方向へと変えることができた好例といえそうです。

036

恋愛下手な女性は知能が高い？

「わたし、本気で人を好きになれないんです」

「恋愛スキル、むちゃくちゃ低いんです」

こんな女性が増えています。

まず確認しておきたいのは、ひとくちに「人を好きになれない」といっても、「恋愛ができない」のと「人を愛せない」のとは違います。

たいていの場合、前者の「恋愛ができない」というケースです。実は、こういう人は知能が高い傾向があり、知能の高さの指標になる前頭前皮質の「ＤＬＰＦＣ（背外側前頭前野）」という部分が、「この人とつきあってもいいことないかも」などと考えをめぐらせ、恋愛に発展することにブレーキをかけてしまうのです。

こういう人は、気になる人と会うときには、あえてお酒を飲んだりして、ＤＬＰＦＣの働きを鈍くしておくことをおすすめします。恋愛には、ちょっと、頭のネジを緩めておくくらいがいいのです。

一方、「人を愛せない」ケースは生まれつき脳にプログラミングされています。

脳下垂体で分泌される愛情形成に深くかかわる物質である、「アルギニンバソプレッシン（ＡＶＰ）」の受容体が少ない人は、愛情の形成がうまくできないといわれています。

とはいえ、ＡＶＰが少なくても、愛情を形成する方法がないわけではありません。ＡＶＰと同様に愛情形成をうながす、「オキシトシン」を分泌させることです。

例えば、映画や小説を見て擬似恋愛をする。ぬいぐるみに愛着を持って触れ合う、人とたくさん過ごすなどで、オキシトシンが分泌されることがわかっています。

037 この世で患者数がもっとも多いのは、依存症という脳の病気

わたしたちの脳には「報酬系」という回路がありま す。そこでは「ご褒美」を感じ取ってドーパミンとい う物質を放出し、わたしたちに大きな快楽を与えてく れます。

「仕事は大変だったけれど、たくさんボーナスがもら えてうれしい」

「お客さんに感謝してもらえてよかった」

こういう報酬（ご褒美）が得られるから、わたした ちはがんばれるのです。

この脳のシステムが正しく稼働していれば問題はな いのですが、ときどき、本来とは違う方法でご褒美だ けを求めてしまうことがあります。

酔っぱらったときの心地よさを求めて朝からお酒を 飲んでしまう＝アルコール依存。

玉がじゃらじゃら出たときの興奮を求めてパチンコ 店に入り浸る＝ギャンブル依存。

「愛している」の一言を求めて相手のいうままに動い てしまう＝恋愛依存。

どれも、ドーパミンの抑制がきかなくなった状態で す。

セックス依存、買い物依存、仕事依存など、いま 「依存症」の患者が激増しています。複雑化した現代 社会において、誰でもかかり得る病。あなたも例外と はいえません。

038

ショッピング中毒患者は、「買うだけ買って使わない」

空港の免税店やギフトショップで、飛行機に搭乗する時間ぎりぎりまで買い物をしている人がいます。

その多くが、旅行中、自分の遊びに夢中で、家族や友人へのお土産を買いそびれてしまったという人。

あるいは、もともとショッピングが好きで、搭乗までの時間があるなら、ウインドウショッピングだけでも楽しんでいたいという人。

こういう人たちは、本当にほしいものを買うために計画的にお金を使うことができます。

問題なのは、「とにかく、なにかを買うことが快感」という人。ショッピング中毒の疑いアリです。

ショッピング中毒、つまり、買い物依存症の人は、並んでいる商品のなかに「これ、いいな」と思えるものがあった瞬間に脳内にドーパミンがあふれ出し、興奮して買わずにいられなくなります。買った商品そのものが好きなのではなく、ドーパミンによる興奮が好きなのです。

そして、その興奮が楽しくてたまらないから、「これ、いいな」をさらに探し求めます。

結果的に、「気づいたときにはブランドもののバッグを5つも買っていた」なんてことになるのですが、それらが使われることはほとんどありません。なぜなら、自分のものになってしまったバッグは、もうドーパミンを出してはくれないからです。

こんな、もったいないことを続けてしまうのが買い物依存症の特徴なのです。

039

人を羨んだとき、口に出すから負の連鎖に巻き込まれる

「本音をいえば、あの人が不幸になった話は楽しい。でも、そんな自分は悪い人間みたいで、なんとも罪悪感がある……」

あなたがこんな感情に苦しんでいるとしたら、とても健康な証。自分より幸せそうな人を妬むのは、人間のふつうの姿なのです。

あなたの脳が、「いまは人を妬みたい」と思っているのだから、そんなときはあまり無理をして抑えるのではなく、ドロドロした感情にまみれていても構いません。

それが、あなたにとってのいい「ガス抜き」にもなるでしょう。

ただし、その感情はあくまで、「心のなか」に留めておくのがポイント。それを口に出してしまうと、かえってストレスになってしまいます。

悪口をいっているあいだは、快楽物質のドーパミンが出ているから楽しいのです。ただ、楽しいけれど、同時にストレスも感じていて、そちらのほうにはなかなか気づけません。

そして、あとになって一気にネガティブな気分に襲われることになります。

どうか、口にはチャックを忘れずに。

040 「自分はテンパっている」と認めると、緊張から抜け出せる

大事なプレゼンの準備を、実に1週間かけてやってきた。前日も寝る直前まで流れをチェックし、想定問答までやってみた。それなのに、いざ顧客の前に立ったら頭は真っ白になって、すべてがパー。こんなことって、ありますよね。

でも、そこで「わたしは心が弱いんだ」と自信を失う必要はありません。あがりやすいのは脳のせいであって、性格とはまるで違うのです。

このような緊張するときの対処法は、自分で「意識すること」です。

「自分はいま、テンパっている」
「すごくあがっている」

そんな自分の状態を、そのまま客観的に意識してしまうほうがいいのです。

というのも、本当にテンパっているときは、そんなことすら感じられなくなっているからです。心ここにあらずな、まるで「自分が自分でない」ような状態に陥っているわけです。

そこで、「自分はあがっている」と自分で認めることで、意識が自分に戻ってきます。

これができている時点で、相当程度落ち着くはずですよ。

041

拒食症も過食症も根は同じ。誰でも陥る可能性がある

いま激増している摂食障害に、「過食症」と「拒食症」があります。字面だけ追うと、まったく逆の症状に思えますが、このふたつの症状は、実は根っこは同じものといえます。

実際に、拒食症の人のうち、６～７割が過食症も発症することがわかっており、拒食症と過食症は段階が違った同じ病気とみなされています。

摂食障害の原因をみると、わたしたちの脳はふだんから、脂肪細胞から分泌されるレプチンという物質を測定する働きによって、食事量や体重を自動的にコントロールしています。

この機能によって、月に１～２キロの増減はあったとしても、だいたい同じ服が着られるくらいの体形はキープしているはずです。

ところが、家庭や社会で強いストレスにさらされると、レプチンを測定する脳の働きが阻害され摂食障害が起きてしまいます。

つまり、拒食症は食べたくないから食べないわけではなく、過食症も食べたいから食べているというわけではありません。

どちらの症状も、ただ脳の働きがおかしくなっている状態なのです。

042

日本人の脳は出る杭を打ちたい

日本は農業国であり、災害多発国です。そういう国で生産性を上げ、生き延びていくためには、周囲との協力が不可欠。だから、協力的な行動を取る遺伝子を持った人は歓迎され、協調性がない遺伝子を持つ人は排除されていきました。

そうしたことが繰り返された結果、日本人の脳には、協調性を重視し、出る杭は打つという妬みの感情が遺伝子レベルでプログラミングされていったのだと思います。

もっとも、それを嘆くことはありません。妬みの感情には「良性」と「悪性」があり、良性のものは人を成長させてくれます。

例えば、健全で公正な競争が行われている場で、「自分より上の成績を取っているやつが妬ましい。なんとか逆転できるようにがんばろう」と考えることは、努力を喚起し、スキルをアップさせます。

一方で、公正な競争が行われていない場での妬みは、陰で悪口をいって足を引っ張ったり、コネや袖の下に頼ったりと、自分の価値を下げるような振る舞いに出かねません。

だから、そのような場には、極力、身を置かないようにしたほうがいいのです。

043

嫌うべきは、相手の「行動」

人間は感情の生き物です。仕事関係であれば、まわりからの視線や自分の評価にもかかわるため、なんとか感情を抑えることはできそうです。

でも、プライベートな相手にはつい感情的に接してしまう人も多いと思います。

「あなたのそういうところが嫌なのよ。だらしなさ過ぎ！」

「いちいちうるさいな。しつこいんだよ！」

こんなふうに、お互いの嫌なところを指摘し、いわば「人格」の部分をひたすら責めては、傷つけ合ってしまいます。

しかし、これは最悪の方法かもしれません。相手の人格について言及しているから、いつまでたっても問題は収束しないのです。

そこで、相手にあらためてほしいところがあるなら、これからは「その行動だけ」を指摘するようにしてみてください。

例えば、約束の時間に遅れること。トイレの後に手を洗わないこと。すぐに人の悪口をいうこと……。

いろいろあると思いますが、大切なのは「その行動」をやめてもらえばいいわけです。

「その行動を取っているあなた」について非難するのはナシにしましょう。

044 五感を総動員して覚えると、忘れっぽい自分を変えられる

記憶には「記銘」「保持」「想起」の3つのプロセスがあります。

それぞれ、「記銘」とは覚えること、「保持」とは記憶を貯蔵しておくこと、「想起」とは貯蔵してある記憶を必要なときに取り出すことです。

人間は視覚、聴覚、触覚、味覚、嗅覚という五感を介して、脳に情報を送り、記憶や学習、判断などの処理をしています。

そこで、長期間にわたってなにかをしっかり覚えるには、五感をきちんと働かせるのがひとつの手段になります。

覚えるときに働かせる感覚器官が多ければ多いほど、記憶は強化されやすく、長期間にわたって残りやすいとされています。例えば、目で読むのとセットにして、耳でも聞いて覚えるということです。

また、「忘れっぽくて困る」「記憶力に自信がない」という人は、実は「記銘」や「保持」には問題はなく、「想起」するところがうまくいっていないだけの場合があります。授業で受けたこと、会ったことがある人の名前などが思い出せない場合は、「想起」のプロセスに弱点があると考えられます。

この場合も、五感をうまく使って覚えることで、記憶にタグづけがなされると、うまく想起されやすいかたちで記憶をあやつることができるようになるはずです。

045

頭がもやもやするときは、ほどほどに難しいパズルをやる

脳は新しいものや刺激が好きで、どうしても落ち着いてひとつのことに取り組んだり、集中したりするのは苦手です。

ゲームなら何時間でも続けられるのに、試験勉強は続かない、なんてことは誰しも経験していると思います。実は、ハイスコアを獲得してランキングを上げるという構造を考えれば、試験勉強とゲームはほとんど同じこととも言えますが、理屈でわかってもそう簡単にはいきません。

そこで、なにかに集中したくても、どうしてもほかの誘惑に目がいってしまうときは、次の方法を応用してみるといいかもしれません。

米ウェスタン・ワシントン大学のアイラ・ハイマンという心理学者が提唱している、「ワーキングメモリ（作業記憶領域）」を仕事に振り分けるための方法。それは、「頭のなかに音楽が鳴り続けて、消えなくて落ち着かない場合は、適度な難易度のパズルをやるとよい」というものです。

集中のためには頭のなかのワーキングメモリを、そのタスクのために確保しなければなりません。ハイマンの方法を使うと、頭にもやもやと残っていたゲームや食べ物といった、集中を乱す誘惑を追いやってくれるのです。

046 教科書を100回読むより、問題集を解いて人に教える

わたしたちは、自分がいま見ているものすべてに注意を払い、記憶しているわけではありません。脳は日常生活をスムーズに送るため、「大事なことだけ記憶する」「不都合なことは忘れる」能力を、年齢とともに育てていくのです。

同じように、わたしたちは日々の暮らしのなかで、自分が使う身近な道具の仕組みをすべて理解しているわけではありません。例えば、部屋の照明。必要なときは明るくするために、スイッチの操作の知識さえあれば十分です。

これらは日常生活上、とても便利な感覚ですが、これが、自分は○○について理解しているという、「知識の錯覚」を生んでしまうことがあります。

典型例は、何度も教科書やノートを一生懸命に読み返して勉強したのに「テストでよい点が取れなかった」「試験に落ちた」など。これは、読み返して見慣れた内容を脳が、真の理解と取り違えて錯覚をしたのです。

これを避けるもっとも効果的な勉強法は、実際に問題を解くことです。つまり、教科書を100回読むよりも、問題集を3回解くほうが効率的。

さらに、問題集を解くと同時に誰かに内容を教える。相手の質問を受けることで「知識の錯覚」から抜け出せます。

047

女性は「やけ食い」、男性は「孤独」

ストレスがたまると、女性の場合、無性に甘いものがほしくなったり、「やけ食い」に走ったりします。実はこれ、女性の脳はセロトニンの分泌量が男性に比べて少ないということが、原因のひとつです。

甘いものや肉などを食べると、少し気分がやわらぐ効果があるのは、これらの食べ物がセロトニンの分泌量を多くするからと考えられています。

食べること以外にも、ゆっくりお風呂に浸かったり、温泉に行ったりするのも、同様にセロトニンの分泌量を増やすとされています。

一方、男性の場合はストレスが過度にかかると、やけ食いよりも、むしろ「やけ酒」となることがあるかと思います。

男性ホルモンのテストステロンは、孤独を好む傾向を強めることが知られていますが、ストレスがかかったとき、それを癒やすために、ひとりになっていろいろ考えたりする時間がほしくなるのです。これは友人と会っておしゃべりをする傾向が強い女性とは、真逆ですね。

なお、セロトニンが十分分泌されていると、ストレスをやる気に変えていくことが容易になりますが、不足しているとがっくりと心が折れてしまいます。

048

優秀な人が、リーダーに選ばれるとは限らない

米カリフォルニア大学バークレー校の研究チームが、興味深い研究結果を報告しています。

お互いを知らない４人の学生を組み合わせてグループをつくり、数学の問題を与え協力して解いてもらうという実験を行いました。被験者グループの学生のやり取りはすべてビデオで記録され、それを被験者に見せてリーダーを誰にするのか決めてもらいます。

さらに、無関係の第三者にもビデオを見せて、リーダーにふさわしい人物を選んでもらいました。

すると、被験者も第三者も同じ人物を選んだのです。しかし、このリーダーはほかのメンバーより数学の能力が秀でていたわけではありません。リーダーに選ばれた理由は「支配性が高い」こと。数学とは別に実施した短い性格判断テストの結果で、支配性が高いとされた学生ほどリーダーに選ばれやすいことがわかったのです。

ただ、「支配性が高い」といっても、ほかの学生を恫喝するなどの行為をしていたわけではありません。それは最初に発言をしていたという、とても単純なことでした。そのほかの特徴としては、確信に満ちた様子で話す傾向もありました。

もしかしたら、ただの自分勝手なずうずうしい人というだけかもしれませんが……、そんな人間性にもかかわらずリーダーに選ばれやすくなる。

つまり、「実力のある人」よりも、「確信のある人がリーダーになる」のです。

049

上から目線の説教をする相手は、「メタ認知」でかわす

会社の上司が、「俺って仕事できるから。この前のプロジェクトの成功は俺のおかげだから」などと、聞くのが苦痛になるような自慢ばかりをする。それどころか、「お前はマメじゃないからモテないだろ？　仕事と同じでどうプレゼンするのかが重要なんだよ」と上から目線で説教をしてくる……。

そんな自分と相手の気が合わない場合。

人が自慢や説教をするときには、脳からドーパミンが分泌されて快楽を感じています。これは中毒性があり、もっともっと……と求めてしまうため、自慢や説教をストレートに止めるのは少々やっかいです。

そんなときは、自分の思考や行為などを客観的に把握し、認知する「メタ認知」を試みれば、自分をしっかりと守ることができます。

①類型化することで客観的に相手の分析を試みる。「この上司はすぐに『いまの若いやつは……』って嘆くけど、新しいことが嫌いなタイプなのかな？」などと分析してみる。

②相手の心理分析を試みる。「険しい表情をしているけど、ストレスがたまっているんだろうな」などと内面を推測してみる。

①や②の方法によって話している内容から気をそらすことで、心理的な不安が減り気持ちが軽くなります。

050 相手を思いどおりにするには、まず相手の意見を受け入れる

大学院で音楽理論を学び作曲家として活躍するフランス系ユダヤ人のAさんは、意見を聞かない相手と出くわしたときに、先に相手の意見を受け入れる方法を選びました。

Aさんが書いた曲が気に入らなかった、パーカッショニストのCさん。奏法、楽器、なにもかもが無理のある選択だと考えたCさんは、Aさんのいうことにまったく耳を貸しませんでした。

そこでAさんは先に折れ、こんなふうに伝えました。「この前の話を考えてみたのだけれど、やはりCさんが正しいと思う。Cさんのいっていたことに賛成するわ」

このことで、Cさんは「実際に演奏するのは自分であり、その現実的なアドバイスを受け入れたということは、Aさんにもちゃんと判断力があるようだ」と、Aさんに対して一目置くようになったのです。

それから二晩ほど置いて、Cさんが「がんばればできたかもしれない……」と思いはじめたころを見計らって、Aさんは再び提案を試みました。それも、「あなたがやれるように修正をするので」と譲歩の姿勢も忘れずに。

するとCさんは、Aさんの意見を聞くようになったそうです。

相手の意見をまずは受け入れることが、交渉のコツとなり得るのです。

051

やらないことを決めると、やるべき目標を達成しやすい

目標達成のためには期限を設けて、「やるべきこと」を考えると同時に、「やらないこと」を明確にすることです。

例えば、「TOEICで今年は800点以上を取ろう」と目標を決めたとします。期限を今年中にすると、好きなことをなんでもやるわけにはいきません。むしろ「やらないこと」を探さないといけないのですが、このあたりまえのことを最初に決める人は意外と少ないのです。

新しい参考書や問題集を買い続けて、できるような気分になってしまう人なら、新しい本を買わないことが必要です。

あるいは、勉強するときのモチベーションを上げるために勉強仲間を増やし、成績のよい人から勉強法を教えてもらっても、そのあとに勉強しなければ意味がありません。

このように、期限が決められた目標を達成するには、できるだけ「やること」の数を減らし、余った時間や労力を「やるべきこと」に回す必要があります。「やらないこと」を決めておかなければ、目的達成のために「やること」がどんどん膨れ上がり、1日24時間ではとても足りません。

やろうと思っていて挫折してしまった……というのは、怠惰だからではなく、やることがどんどん増えた結果、できなくなってしまうからなのです。

052

勝負する場所を変えることで、「運」を引き寄せる

ひとたび勝ちが出ると、その勝ちを生かして勝負ができるので、次はより勝ちやすくなります。

同じように、一度負けた人はその後も負けやすくなります。そうして差はどんどん開いていくわけです。

つまり、運がよい人とは、勝ちグセがついている人で、運が悪い人は、負けグセがついている人ともいえます。

その負けグセを断ち切るには、「知能」を伸ばすことです。

知能といっても、いわゆる「地頭」と呼ばれる「非言語性知能」と、知識や経験によって伸びる「言語性知能」があり、後者の言語性知能のほうを伸ばすのです。

具体的には、本を読んだり、人と会って知識や知恵を吸収したりすると言語性知能を伸ばすことができます。運を引き寄せるため、まずは勝負に勝つ力をつけるのです。

よりおすすめの方法は、勝負する場所を変えること。環境そのものを、自分が運を発揮できる場所に変えてしまうのです。そこでがんばっても無駄な努力に終わる可能性を感じたら、自分の適性を考えるのです。

例えば、仕事を変える。あるいは、部署やポストを変えてもらうように働きかける。

そこまでしなくても、しゃべることより聞くことに適性があると思えば、営業や商談ではできるだけ聞き役に徹する。あるいは、自分で仕事をガンガン取ろうとするプレーヤーではなく、仕事をできる限り部下に任せて、その管理や調整をするマネージャーに徹するなどです。

053

ライバルの存在で脳に刺激を与える

フランスの研究所時代にいちばん仲のよかった同僚研究者のＦさん。彼女はライバルを見つけるのが得意でした。

そして、ライバルを見つけるやいなや、その人のよい部分に目をつけて、自分に取り入れよう、自分もできるようにしようと取り組むのです。

人間はともに強くなる相手がいないと、どうしても慢心してしまい、「この辺で十分だろう」とだらけてしまうものです。松下電器産業（現・パナソニック）の創立者・松下幸之助は「ライバルが強くなければ自分も強くならない」といったそうです。

脳は大量にエネルギーを消費することもあり、ずっと戦い続ける状態に耐えられるようにはつくられていないので、すぐに休もうとする性質を持っています。

でも、あまり休み過ぎると今度は戦えない脳になってしまい、うつを引き起こす原因になりかねません。休むことも大切ですが、上手に脳を戦わせる工夫も必要なのです。

いまの自分にとって最高のライバルを見つけ、そのライバルと戦える自分に誇りを持つ。誰かにライバル視されることがあったら、光栄だと思う。

戦うのはしんどいことですが、ひるまず戦っているうちに、脳が上手に使われて、どんどん力がついていくのです。

054

未来を思い描き「ワクワク」すると、脳が希望にあふれる

記憶を司る脳の部位である海馬は、「未来にやるべきこと」「将来行う行動」についての「展望的記憶」もコントロールしています。

例えば、「来週の水曜日の午後2時から○○さんと会う」という予定を記憶していることが、展望的記憶。これはスケジュール管理の問題ではなく、人間の生き方にも深い次元で影響を与えるものです。

未来に対するビジョンをしっかりと持ち、希望を持ってはつらつと人生を歩んでいけるのも、実は展望的記憶の能力があってのことです。

なぜなら、10年後、20年後の自分や家族、自分が所属する団体などの姿をいきいきと思い描き、「かくありたい」という目標を設定することも、展望的記憶の一部だからです。

逆に、展望的記憶の能力が低い場合、「こうなりたい」というビジョンに乏しく、目標達成の地道な努力も苦手で、なにをするにも意欲が湧きません。最近の研究で、「人間が未来をいきいきと思い描くときに、海馬の活動が活発になる」ことがわかりました。

展望的記憶を強化するためには、記憶力の向上にも結びつく、脳内快楽物質の「βエンドルフィン」の分泌をうながすこと。すなわち、ワクワクして未来を思い描くことが必要なのです。

055

「小さな成功」の積み重ねが、大成功を導く

ナディーヌ・ロスチャイルドという人がいます。エドモンド・ベンジャミン・ジェームズ・ロスチャイルド男爵の夫人となった女性です。

実は、彼女は貧しい家庭に生まれ育ち、やがて小劇場の俳優となりますが、けっして大スターではありませんでした。しかしある日、世界で有数の大富豪であるエドモンド・ロスチャイルド男爵と出会い、彼に求婚されるのです。

彼女は、著書のなかで「あなたがまず心を配るべきなのは、自分自身なのです」と語っています。

つまり、自分で自分を好きになれるように、自分自身に心を配るべきであり、自分をかまうべきだ、というのです。

彼女自身が証明しているとおり、自分を大切に扱うことが成功につながります。

成功するためには野心もある程度は必要かもしれませんが、実はそれよりも小さな信頼の積み重ねや、周囲の人といかに良好な人間関係を築けるかに大きく左右されるからです。

では、まわりの人から大事にされるのは、どんな人でしょうか？　それもまた自分を大事にしている人です。彼女の言葉はこのことを示唆しています。

056

男性がキャバクラに行くのは、「社会的報酬」を買うため

人間の脳が快感を覚えるのは、報酬系の回路が活動をしたとき。この報酬系をなんとか活動させようと、人間は必死に行動をします。

その快感のなかには、「社会的報酬」というものがあります。

例えば、昇進が決まってうれしい、上司に仕事ぶりが評価された、自分は○○さんにこんなに評価されている……など、社会的に評価されることによって感じるよろこびのことです。

この社会的報酬は、人間にとって大きなウエイトを占め、様々な行動の原動力になります。自分自身が満足できる社会的地位にいるかどうかをたしかめたいという、強い欲求を持っている人もいるでしょう。

それこそキャバクラが好きな男性は、店の女性たちから「○○さんって、すごーい」「なんか好きになっちゃいそう」といわれたくて行くのではないでしょうか？

ほかの性産業ではなくキャバクラを選ぶのは、言語による快感を求めているということ。慣れている女性たちは、お客さんに「社会的報酬」を与えることが上手なのです。

そして、男性は彼女たちが与えてくれる擬似的な「社会的報酬」を買いに、キャバクラへ行くのでしょう。

057
相手を議論で打ち負かすな

自分の意見を通したいときは、「議論を戦わせて相手のミスを突き、自分の考えを通す」方法が有効だと考える人が多いかもしれません。

ですが、それでは相手を傷つけてしまう場合があります。相手を言い負かしたそのときは、優越感に浸れるでしょう。しかし、相手と持続的によい関係を築いていくことは、難しくなってしまいます。

相手を尊重しながら自分の意見を通す。このほうが友好的な関係を長く築くことができ、お互いにメリットが大きいはずです。そのためには、「アサーション・トレーニング[※]」が有効です。これは「わたしはそんなことをした覚えがないですが、あなたからそう思われているので悲しいです」といった伝え方で、相手を攻めもせず、自分を卑屈にもしない態度を指します。

秘訣は、徹底して「わたし」を主語にすること。「あなたがそんなことを思うなんて」ではなく、「わたしはそんなふうに思われて悲しい」というのです。この結果、さわやかに自己主張できるようになり、人から不当に扱われたり利用されたりすることが減ります。また、怒りをぶつけて相手との関係を悪くする、腹が立ってストレスをため込むような状況も未然に防げるようになります。

※アサーション・トレーニング　人間の対応パターンを「攻撃的」「受身的」「アサーティブ」に分けて考えることからはじまる対人関係のトレーニング。なかでも「アサーティブ（自他を尊重した自己主張）」にあたる態度を取る練習のこと。

058

自分のマイナス部分を的確にとらえれば、成長できる

わたしのフランスの研究所時代のある同僚は、研究室のムードをポジティブにする雰囲気がある人でした。彼と話をしていると、なんだか自分の頭のなかまで明晰になったような感じがして、気分がとても晴れ晴れとして、やる気が出るのです。

その彼がほかの人と違っていたポイントは、自分の実力を客観的に評価できることでした。自分ができることよりも、「自分にはなにができないのか」をきちんと見積もるのは意外と難しいものです。

できない、という自分自身のマイナス部分を受け止める力は、仕事をこなす技術とはまったく関係のない「人間としての自信」に由来しています。ゆるぎない自己肯定の基盤を持っているからこそ、彼は自分のマイナス部分も悠然と受け止め、分析し、成長していくことができたのです。

自信を築くうえでよく効く方法は、まず自分のもっとも嫌いな部分や、思い出したくない、後悔している出来事をどんどん挙げていき、それらを肯定的にとらえ直していくことです。

精神的にしんどい作業かもしれませんが、この作業によって、プラス部分がゆるぎないものになれば、あなたはどんなことにも動じなくなるはずです。

059

楽観主義とは、「やればできる」と信じること

「楽観主義」とは、ものごとを「なんとかなるさ」と脳天気に考えることでも、「自分に特別な力がある」と思い込むことでもありません。

そうではなく、「やればできる」と、自分の力を信じること。「できることをきちんとやれば、誰でも絶対に結果が出る」と信じることです。

こう思える人は自分だけでなく、ほかの人にも「やればできる力」があることを信じています。他者への信頼があると、変にかしこまったり威張り散らしたりすることがなく、対等につきあうことができるようになります。

そのため、困難が起きても、それを「現実」として受け入れることができます。また、好き嫌いという感情に支配されず、非常に合理的な判断ができるのも特徴。

嫌いという感情があっても、目的のためにそれが必要なら行動する、ただそれだけなのです。

このような生き方の人は、いつも未来に向かって準備ができています。そのため、目の前にあることに不安を感じることが少なくなり、精神状態も安定しています。

この安定した精神状態による余裕が、不測の事態にも対応できる柔軟性を生み、「やればできる」という自信が強化されます。誰かをおとしめることなく、目標に向かってぐんぐん進むことができるのです。

060 目標とは、あなたの人生の質をよりよく変えるための道具

目標を「数値化」することで、成果をあげて、やる気を出すことができます。これは自分にプレッシャーをかけることにもなるので、なかなか最初は設定が難しいかもしれません。

ですが、適度な難しさで目標を設定することが、実はモチベーションを維持する秘訣です。

その目標数値は自分が「クリアできる」とわかっているラインより、ちょっと背伸びしたあたりを基準に設定してみてください。

それではなぜ、目標を数値化したほうがいいのか？

それは、数値化しない目標は、達成できているかどうかがわかりにくいため、そのうちなにをしたらいいのかわからなくなり、焦りばかりが募ってしまうからです。

「その目標にどれだけ近づいたのか」「どこが自分にとって難しいポイントなのか」といったことは、数値を設定しなければ見えてきません。

つまり、数値は、達成にやっきになるためではなく、目標と現実の差をちゃんと知るために重要なのです。

目標とは、あなたの人生の質をよりよく変えていくための道具です。最終到達点ではなく、自己を高めるための起爆剤と考えたほうがいいと思います。

061

3つのコツで知能が一生上がる

知能には「流動性知能」と「結晶性知能」のふたつがあります。

「流動性知能」とは、新しく経験することなどに柔軟に対応できる能力のことで、教育や経験には左右されません。生まれながらに持っている力で、簡単にいうと「頭の回転の早さ」です。この能力は20代でピークを迎え、緩やかに衰えていきます。

一方、「結晶性知能」は、死ぬまで向上していくといえます。それは、知識をはじめ勉強して蓄積されていく能力で、いままで蓄積された経験も関係するためです。「ものごとを知っている」「経験にもとづいた複雑な判断ができる」といった特徴があります。

ただ、「結晶性知能」が向上し続けるといっても、若いころと同じように覚えようとするのは無理な話。覚え方には3つのコツがあります。

ひとつ目は、名前を覚える場合は職業とリンクさせるなど、条件をつけて情報を覚える「緻密化」。

ふたつ目は、知り合いに似ているなど、人のつながりで覚える「ファミリアティ」。

3つ目は、イメージした絵と一緒に情報として覚える「イメージ」です。この方法で、知能を一生向上させることができます。

062 価値のある道を選ぶには、理論的な思考を訓練する

人間の脳には二重の意思決定回路があります。

ひとつは、あらゆることに迅速に対応する「速いシステム」。情報量の多さや変化の激しさに迅速に対応できるように、「速いシステム」は限られた情報量で意思決定をしようとするので、「直感的に」とてもスピーディーに処理ができます。

ただ、粗っぽく、間違いを検出するのがあまり得意ではありません。

もうひとつは、理論的、理性的に判断する「遅いシステム」。「あの人のいっていることは、よく考えるとなにか変だ」と感じるのは、あとになって「遅いシステム」が検証して、警告を出しているのです。

情報量が多く変化の激しい環境では、ふだんから理論的にじっくり決めることは、ほとんど不可能でしょう。そのため、わたしたちは「速いシステム」がおもに働き、どんな矛盾があっても、なにはともあれ現実を受け入れる性質を持っています。

ですが、長期的視野に立って考えることをおろそかにすると、価値のあるものを見過ごしてしまいがち。そう感じたら、「遅いシステム」を訓練することです。

心を落ち着けて自分を内省する時間を持ったり、忍耐力が必要な問題を解いたりする習慣をつけるのが有効です。

063

年齢を重ねても、経験によって人間の脳は大きく変わる

1990年代前半まで主流だった考えは、「脳は大人になると衰えるばかりで成長する余地がない」というものでした。しかし近年、この考えを覆す研究結果が、続々と報告されています。

例えば、2000年に英国ユニバーシティ・カレッジ・ロンドンの研究グループの実験によって、ロンドンのタクシードライバーの脳に、一般市民の脳との違いが見られるという結果が報告されました。

それによると、タクシードライバーの脳はあきらかに海馬の後部が大きく、全体は小さかったのです。それも、ドライバー歴が長いほど、海馬の後部が大きい。タクシーを運転し続ける経験を積むなかで、詳細な空間認識能力を貯蔵しておく必要に迫られ、海馬の神経回路の再構築がうながされたのです。

この情報は、回路が再構築されるだけでなく、器質的な大きさの違いにまで反映されることを示したはじめての研究でした。

人間の脳は経験によって大きく変わります。それは、成長期の脳だけでなく、成熟した脳においてもそうなのです。

年齢を重ねても、死ぬまで、新しく神経細胞は生まれ続け、神経回路は変化し続けるのです。

064

冷静に状況を見つめるには、感情を「言語化」する

誰かに妬ましさを覚え、ネガティブになって自己嫌悪に陥る心の余裕があるのなら、建設的な対処をおすすめします。

それは「わたしはいま、人を妬んでいる」と開き直ってしまうこと。ネガティブな感情から目をそらすのではなく、はっきりと自覚する。それだけでも、かなり楽になります。

次に、それを言葉にすることです。そのほうが、よりいまの自分の状況を把握することができ、冷静に見つめることができます。これによって感情に支配されていた脳に、ちょっとした隙間ができる。考える余裕が生まれ、前向きな姿勢になれます。

その気持ちを人前に出すのも、自分のいまある状態を正直に見つめてから。そのときは、「アンダーザドッグ（負け犬）効果」といって、見せたくないところをあえて見せる。自分のダメなところをコミカルに表現して、聞き手の共感を得ながら発散するのもいいでしょう。

自分の感情をコントロールする能力は、あらゆるシーンでプラスに働くものです。もやもやしてしまうのはあたりまえで、そんな自分を知るということは、今後の成長につながります。

妬みなどはとくに向上心の裏返しでもあるので、自分を高めよう、がんばろうという気持ちに持っていければ、むしろプラスになるものです。

065

身近な目標で脱・三日坊主

目標達成を妨げてしまう感情の動きには、いくつかのパターンがあります。ダイエットを例に考えてみましょう。

ひとつ目は、久々に会った友だちに「太った?」といわれたことがショックでダイエットを決意する場合。一時的な強い気持ちが動機ですが、よく会う人からはいわれないため、ショックの気持ちは徐々に薄らぎ、決意を忘れてしまいます。

ふたつ目は、ダイエット中に誘惑に負けたり、つきあいで高カロリーの食事を摂ったりした場合。途中で遭遇した外的要因に左右されて「もういいや!」という気分になって、ダイエットを中止するわけです。

さて、このような失敗をどうやって避けるのか。

ダイエットなら、「やせる」ことを忘れて、代わりに「毎日体重計に乗る」ようにします。「やせる」はつねに心に描くには遠くて抽象的過ぎる目標であり、長続きしにくいものなのです。イメージしやすい身近な目標を、代わりに設定する必要があります。

いまの体重がわかることで、ちょっと多いと思えばランニングや食事量を控えるなど対処が可能です。こうした工夫が、無理なく目標を達成させるための秘訣なのです。

066 一度お金を払うと、「合理的な判断」ができなくなる

本当はどちらが得なのか、冷静な判断ができなくなるのが、42ページでも述べた「サンクコストの錯覚」です。

サンクコストとは、埋没費用のこと。なんらかの行為に投資したお金のうち、その行為を中止したりかかわりあいを縮小したりしても、絶対に回収ができない費用を指します。

例えば、レストランで3万円のコースを注文したと仮定します。しかし、食事のレベルは低く、対応もいい加減。途中で店を出ようとしたら、コースの全額を請求されました。

このときの選択肢はふたつ。「まずくてもコースを最後まで味わう」か「レストランを出てほかの店に行く」のどちらかです。そして、多くの人は前者を選ぶでしょう。

しかし、これがサンクコストの錯覚です。すでに投資した事実に引きずられやすく、合理的な判断ができなくなってしまう傾向があるのです。

恋愛や結婚生活でも同じ現象が見られることがありますね。「これだけのデート代を支払ったのだから、この女性と結婚しなければもとが取れない」「ずっとがまんしてきた時間が水の泡になるから、離婚できない」など。

どちらもサンクコストの錯覚に、脳が騙されている状態といえるのです。

067 聞き役に徹すれば、相手を思いどおりに誘導できる

対面する相手と話が合わないと感じたとき、あなたはその人と距離を置きますか？　それとも、強い態度で自分の意図を主張しますか？

そんなときは、とにかく最初に相手にしゃべらせましょう。人は誰でも、自分の話をちゃんと聞いてくれるとうれしくなり、気分がよくなってきて、目の前の相手を信頼しやすくなります。

これは、クライアントとの信頼関係を築くために、カウンセラーが使う「ラポールの形成」というテクニックです。

とはいっても、ただ聞いているだけではいけません。相手に好意と尊敬の念を持つことも大事。その際に重要なのは「共通点」を探すことです。よく知らない人とでも、共通点があるとわかったとたん、打ち解けられたというのは誰にでもある経験でしょう。

また、リアクションもラポールの形成には欠かせません。一緒に笑ったり怒ったりと、同じしぐさを気づかれないようにやってみたりするのです。

相手をすっかりいい気分にさせて、自分のいうことを聞いてくれやすいようにしておく。そのことにより、自分が誘導したい目的地に話を持っていく交通整理をしやすくなります。

068

想像で「やせやすい脳」に書き換える

もし、あなたがやせたければ、脳の性質を考慮したダイエット戦略を練りましょう。重要なポイントは、代謝率を高く保つこと。そして、長く続けられるものであることのふたつです。

やせやすい人と太りやすい人の差は「NEAT」の違い。これは「日常の生活活動で消費されるエネルギー」の違いのことで、特別な運動をしなくても日常生活のなかでNEATを増やしていけば、肥満を解消できるのです。

アメリカの運動科学の専門家の実験結果によれば、やせている人は太っている人と比べるとNEATが1日350キロカロリーも多いとされています。1年間では約12万7750キロカロリーで、脂肪組織1キログラムを7000キロカロリーで換算すると重さ約18キログラム。

そして、この差は姿勢の違いで生じることがわかっています。太っている人は、座っている時間が長く、立っている時間が少なかったのです。

では、やせやすい生活スタイルを身につけるにはどうしたらいいのか？

それには、「動いていることが楽しい」と脳に思い込ませることが、シンプルですがいちばんの早道です。あなたの脳を、やせやすい脳に書き換えてしまいましょう。

069

「レッテル貼り」で、相手の行動を都合よくあやつる

相性が合わない、苦手な人でも面倒は避けたい。可能なら上手にコントロールしたい。そう願う人は多いと思います。

そんなときは、コミュニケーションのなかで、自分にとって望ましいレッテルをさりげなく相手に貼ってしまいましょう。相手への想像をうまく利用する「ラベリング効果」により、相手を自分の思う方向へ誘導するのです。

例えば、仕事がちょっと単調で注意しにくくて困る人に対しては、このように使います。仕事の仕上がりのなかでも工夫して作業された部分を探して、「〇〇さん、今日もありがとう。ここをとくに工夫してくれて、すごく助かります。〇〇さんは発想力のよさが仕事に生かされているよね」などといいましょう。

「工夫」に着目して感謝を示すことで、相手の意識に、「××さんの依頼には、工夫して応えるとよろこばれる」という事実が刷り込まれます。

すると、次の依頼には、より工夫して仕事を仕上げてくれる可能性が高くなるのです。

相手の思考はそのレッテルに影響され、あなたの用意した、都合のよい認知の枠のなかへと勝手に誘導されます。

070

意志と想像なら想像を解き放つ

「エミール・クーエの法則」という法則があります。

別名「努力逆転の法則」と呼ばれ、「意志の力で努力すればするほど、意志による努力とは正反対の結果が出てしまう」というものです。どういうことかというと……。

・「人前であがらないようにしよう」と、努力するほどあがってしまう。
・好きな人に告白しようと思って、「うまくやろう」とするほど、焦って失敗する。
・ここぞという勝負のときに、「絶対チャンスをつかまえなくちゃ」と思うほど逃す。

このような皮肉な結果になる経験は、誰にもあることです。

つまり、想像と意志の力が衝突し、対立している場合は、想像に注意が向いてしまい、最悪の結果を招いてしまうのが、「努力逆転＝エミール・クーエの法則」です。なぜこんなことになるのかというと、「意志と想像が相反している場合は、想像のほうが勝ってしまう」ためです。

意志の力で嫌な想像を抑えようとするほど、そこに注意が向いてしまうのです。

そのため、もし意志と想像が対立していると思ったら、思う存分、いい想像を自由にさせましょう。いい想像をたくましくする方向の努力をする。そのことにより、最悪の結果を防ぐのです。

071

想像することで、脳は活性化し変化をもたらす

カナダにあるヨーク大学のパスカル・レオンの研究グループは、ピアノが弾けない人を集めたユニークな実験を行い、興味深い研究結果を発表しています。

まず彼ら彼女らは、被験者をふたつのグループに分け、一方のグループには5本指でピアノの練習をさせ、もう片方のグループには、頭のなかだけでピアノのイメージトレーニングをさせました。

すると、5本指で実際にピアノを弾いて練習したグループの脳では、運動を司る部分である「運動野」の灰白質の量が増えました。

しかし、それと同様に、イメージトレーニングだけをしたグループの脳を調べると、そちらのほうにも運動野に変化が起きていたのです。

これは、実際に体を動かさなくても、想像することによる変化があることを指しているのでしょうか？

答えはイエスです。例えば、脳の運動野では、「動く」と頭でイメージするだけで、その活動が活性化することが知られています。

身近な例でいうと、わたしたちが自転車に乗れるのは、記憶を司る海馬が覚えているだけでなく、運動野の記憶のおかげなのです。

072 成功者はかたちから変える

社会心理学者のエイミー・カディが行ったユニークな実験があります。自信があるように見せたいとき、そうしたポーズを取ることが人間にどのような効果があるのかを調べたのです。

自信がないときに強いポーズを取ってもらうと、人間の体内ではふたつの物質の濃度に変化が起きます。

そのうちのひとつはテストステロン。やる気や攻撃性を高める男性ホルモンです。強いポーズを取ることによって、この「やる気のホルモン」の値が上昇します。

もうひとつはコルチゾール。これは「ストレスホルモン」とも呼ばれ、心理的な負担のバロメータになるものですが、強いポーズを取るとこの値が下がるのです。

この結果、強いポーズを取ると自信が出てきたり、よろこんでリスクを取ったりするようになることがわかりました。

一方、弱いポーズを取ってもらうと、それとはまったく逆の反応が見られました。

ボディランゲージで自分をより強力に見せられることは、一般的にもよく知られています。この実験から、ボディランゲージは相手だけではなく、本人にも大きな影響が与えられていることがわかったのです。

「なりきっていると、そうなってくる」は、あながち間違いではありません。なりたい自分につながるきっかけなのです。

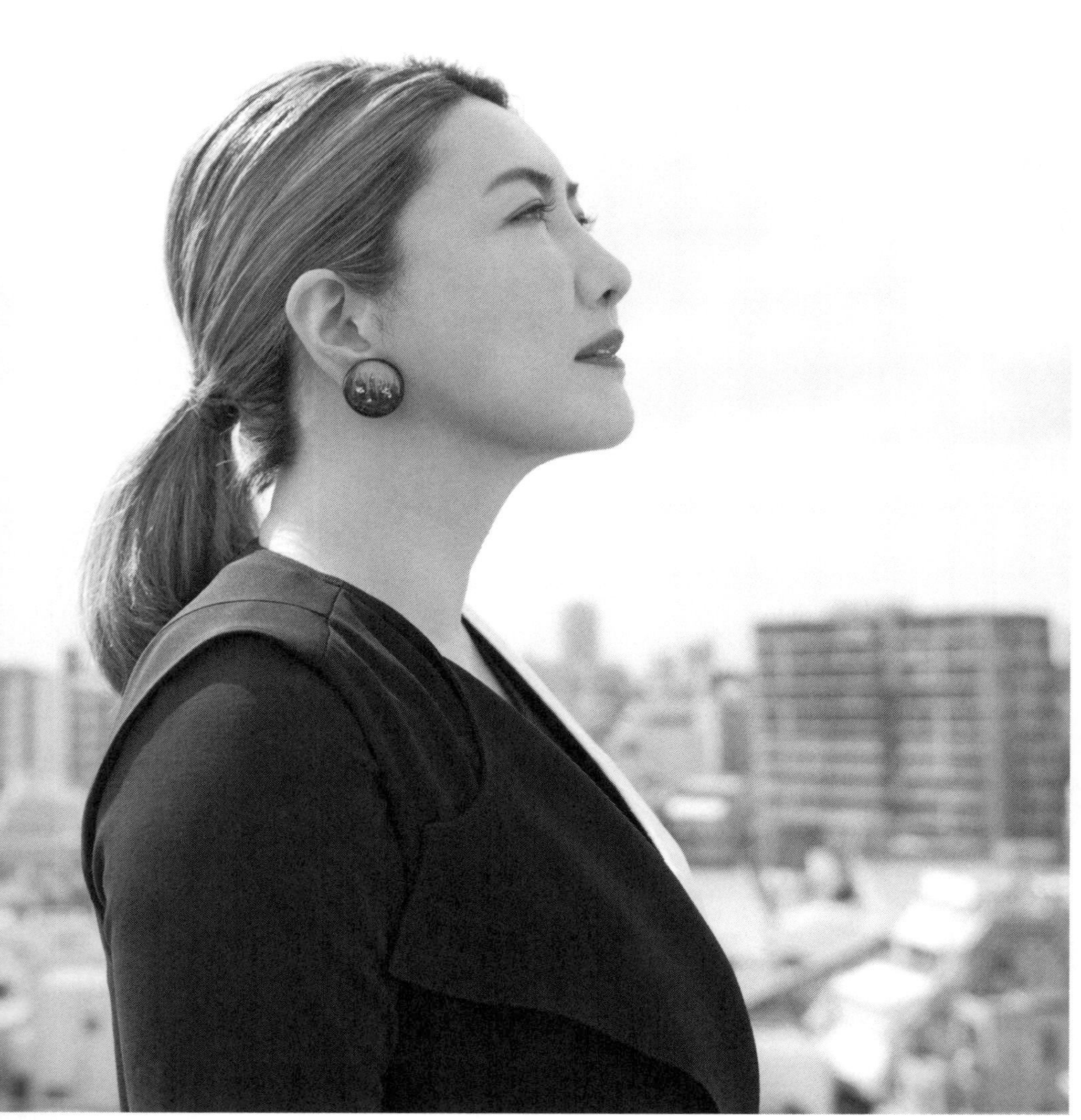

脳科学から見た「幸せ」の秘密①

そもそも「幸せ」ってなに？

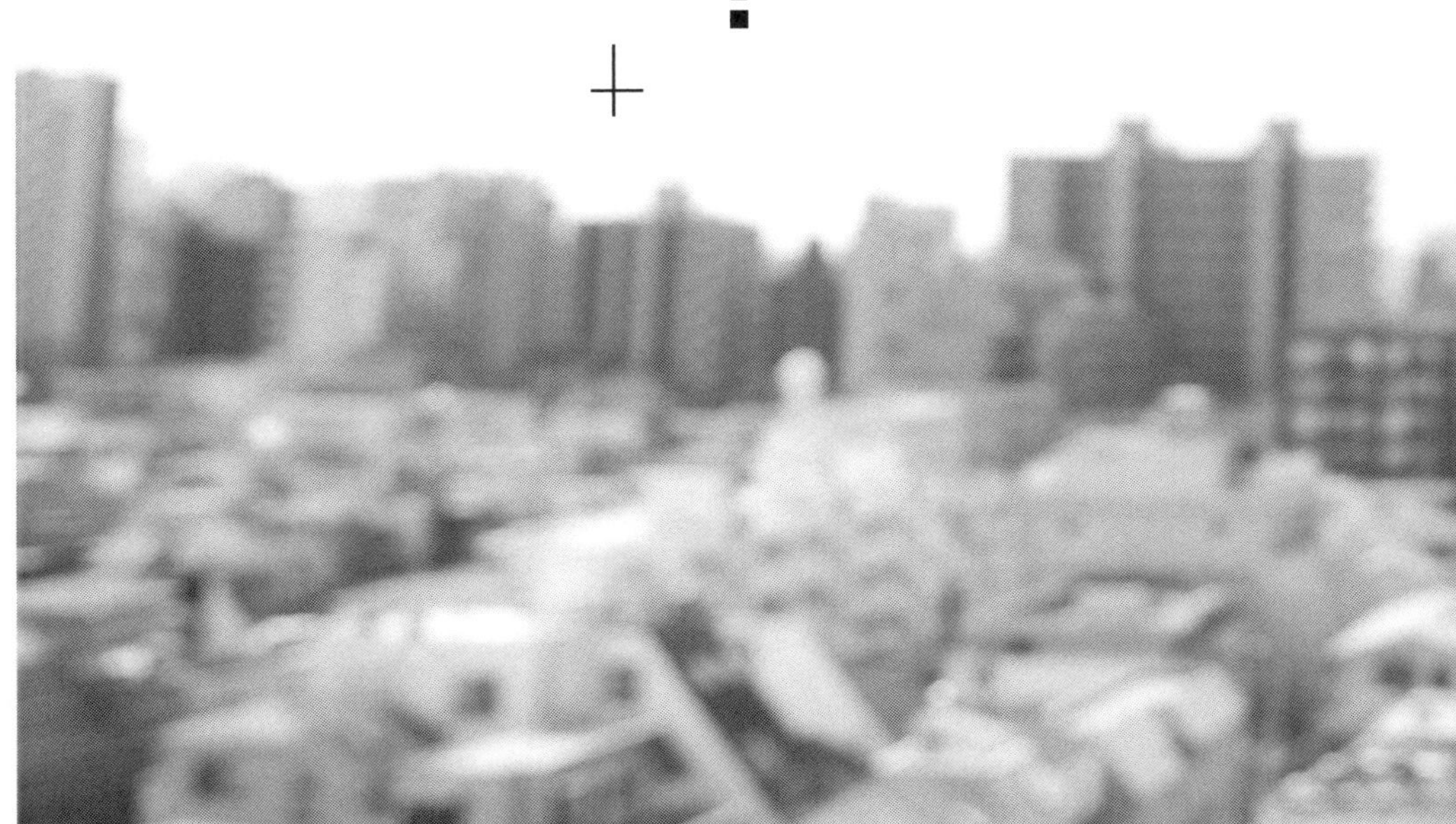

自分なりに満足できる「幸せ」な人生を送ること――。

それは、誰もが願っていることでしょう。

しかし、そもそも幸せとはなんでしょうか？

人間の幸せに関するアカデミックな研究はたくさんされており、書店へ行けば、関連する本もたくさん売られています。アカデミックな研究でもっとも有名なものとしては、１９９０年代後半ごろに登場した「ポジティブ心理学」という学問があります。

それまでの心理学は、おもに病や精神異常などを対象にした研究をベースにしていました。それに疑問を抱いたアメリカの心理学者マーティン・セリグマンは、心理学は本来、もっと人間の幸せや、よりよく生きるために使われるべきだと考え、「ポジティブ心理学」を提唱したのです。

当時この「ポジティブ心理学」の登場は画期的なものでした。セリグマンの著書は、『世界でひとつだけの幸せ』（アスペクト）、『ポジティブ心理学の挑戦』（ディスカヴァー・トゥエンティワン）などが簡単に手に入ります。

ただ、この「ポジティブ心理学」も、あらゆる心理的な問題を解決してくれる万能の方法ではもちろんありません。扱い方によっては、「ポジティブ心理学」にもネガティブな側面があるからです。

ひとつには、実践し過ぎるとかえって自分が「いまポジティブではない」という事実に気づくようになり、うつ症状が現れる例が出てきたのです。

ただ、これはなにも「ポジティブ心理学」に限らず、幸せを求める多くの行為に共通する落とし穴といえるでしょう。つまり、幸せを願うことはいいことなのですが、「もっと幸せになりたい！」と願えば願うほど、かえって自分が「いま幸せではない」ことに気づいてしまうわけです。

そこで、みなさんには、前提としてまずこの落とし穴に気をつけてほしいと思います。バランスを取るのが難しい面もありますが、幸せを求める姿勢や考え方が、いまこの瞬間を生きる自分自身を、強く否定してしまう面があることを忘れないでください。

「幸せな状態」は続かない

実は、人間の生命活動を維持するためだけなら、「幸せ」はとくに必要なものではありません。いや、むしろ邪魔になるものとさえいえます。

なぜなら、もし幸せを感じていまの状態に満足してしまえば、「もうなにもしなくてもいい」と思ってしまい、生きていくうえでの向上心を持つ妨げになりかねないからです。

生命活動を維持するという面から見れば、「幸せ」というものは、合理的に考えると必要のないものなのです。それでも、なぜかわたしたちは「幸せになりたい」と願い、それを求めて積極的に行動してしまう。これは人間の面白いところです。

もっといえば、「幸せ」というものは、この世に存在しないのかもしれません。人間にとっての理想であり、かつ生きるための理由にもなり得るけれど、明確には存在しないもの――。つまり、人がそれを求めて行動するための、想像上のものと考えることもできます。

あるいは「幸せ」とは、それを感じる瞬間にだけ存在し、すぐに立ち消えてしまうものなのかもしれません。

いずれにせよ、わたしは健常な人が「ずっと幸せ」である状態は存在しないのだろうと考えています。脳科学の観点では、ずっと幸せを感じている人はおそらく精神を少し病んでいるか、薬物がもたらす多幸感によって中毒症状に陥っている人とみなすことができます。

人間が「ずっと幸せ」でいるということは、おそらくほぼできないことなのです。

では、見出しの問いかけに戻りましょう。

「幸せ」とは、いったいなんでしょうか?

考え方は人それぞれだと思いますが、わたしは、「幸せになるためになにかをする」状態が、人として健康な状態ではないかと考えています。

幸せを得るために向上心を持って生きたり、目標に向かって自分なりに努力したり……。そんな行動を起こしている状態が、人間の幸せな姿に思えるのです。

もちろん、がんばっている当の本人にしてみれば、きついこともあるし、「これのどこが幸せなの？」と思うかもしれません。でも、客観的に見れば、自分が苦しんでがんばっている状態こそが「幸せ」な状態といえるかもしれないのです。

少なくともわたしは、幸せというものに対してそんなイメージを持ちながら、毎日を生きています。

幸せを感じると分泌されるオキシトシン

「幸せ」とは存在しないかもしれず、存在したとしても、一瞬で立ち消えてしまうものかもしれないと述べました。

でも、たとえそうだとしても、「その幸せな瞬間をなるべく多くしたい」と思うのが人間というものです。

「幸せ」を生理的な現象としてとらえてみたいと思います。

まず、人が美味しいものを食べたときや、好きな人と一緒にいて楽しいと感じるとき、人間の体にはいったいなにが起きているのでしょうか？

人が「幸せだな」と感じているときに、脳内で分泌される物質の候補として最有力なのが、「オキシトシン」という神経伝達物質です。

人間と人間の相互作用を考えるうえで欠かせない物質で、これが分泌されているとき、わたしたちは「幸福感」を感じることがあきらかになっています。オキシトシンは、俗に「幸せホルモン」とも呼ばれています。

オキシトシンは、脳の視床下部でつくられ、分泌されます。

その名の由来は「迅速な出産」という意味のギリシャ語からきており、文字通り出産を早めたり、射乳（乳房から乳汁が出ること）をうながしたりする働きがあります。また、陣痛促進の働き以外にも、オキシトシンの「よい効果」がたくさん調べられてきました。

まず、オキシトシンが分泌されると、認知能力が上がることがラットを用いた実験であきらかになりました。餌を置いた迷路にオキシトシンの分泌が高まった出産後授乳中の雌ラットと、そうではない雌ラットを入れたところ、前者のほうが迷路を解くスピードが上がったのです。人間もまったく同じといえるかどうかはわかりませんが、オキシトシンを大量に分泌したことがある個体のほうが、認知能力が上がることが報告されています。

一方で、オキシトシンが分泌されると、合理的な判断が苦手になるとする研究結果もあります。どういうことかというと、なにかを判断させたときに、「損得」のような合理的判断よりも、いわゆる「情」や仲間同士の「つながり」といった、社会性を重視した判断に偏ることが

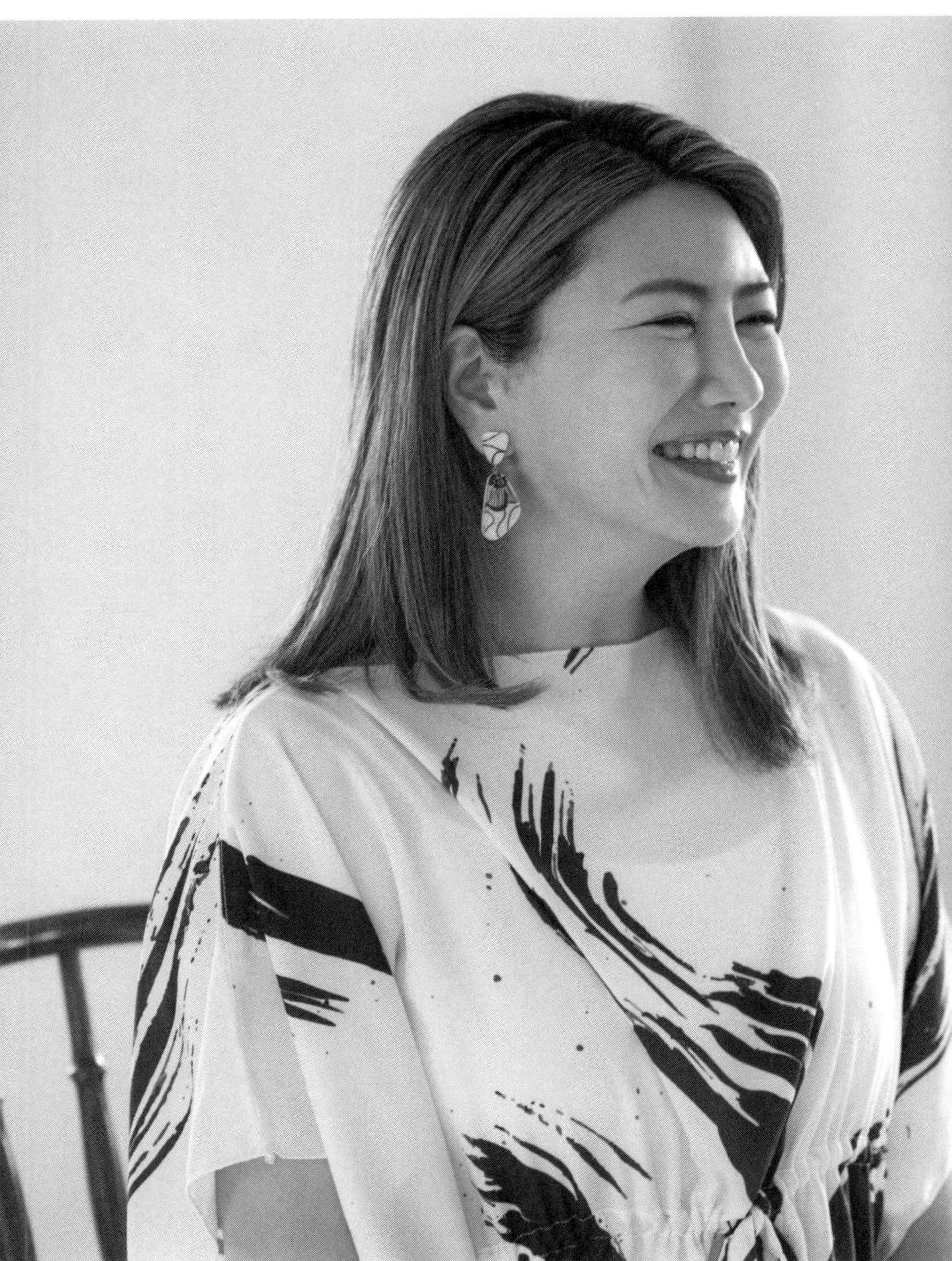

わかったのです。

これもラットを用いた実験で、オキシトシンを注射した個体を群れのなかに戻すと、その後群れとして行動することが増えました。つまり、個体同士があまり争わなくなり、「仲間意識」を強めるような行動が観察されたのです。

面白いことに、このときラットに「匂い」を感じさせないように、嗅覚の受容体を阻害するブロッカーを注射しておくと、群れに戻しても仲のよい行動は見られませんでした。ということは、オキシトシンは、仲間であることを嗅覚で認知する機構に関与している可能性があります。

人間でもオキシトシンが嗅覚受容体に関与しているかどうかはわかりません。でも、もしかしたら人間の仲間行動も「匂い」によって媒介されていて、それにオキシトシンがかかわっていると仮定できる発見といえます。

「あの人はわたしと同じ匂いがする」

人はときにそんな言い方をすることがありますが、案外理にかなった表現なのかもしれません。

他者と「地続き」である感覚

では、オキシトシンが分泌され、「幸せ」であるようなとき、わたしたちは実際にどのような感覚を持つのでしょうか？

これについては、赤ちゃんを産んだあとの母親に聞くのがいちばんわかりやすいかもしれません。おそらくは、自分と子どもの体がまるで「地続き」であるかのような感覚ではないかと、わたしは推測しています。

脳の頭頂・側頭連合野の近くには、「角回」と呼ばれる、言語や認知に関する多数の処理を行っている部分があります。この角回によって、わたしたちは自分の体と別の個体との境界も認知しています。

角回は、相手との境界をつねに監視しているため、まるでスリープ状態のパソコンのように、ふだんはその活動が落ちることがありません。

しかし、ある特殊な条件が揃うと、その活動が落ちることがあきらかになっています。その条件とはなにか？

それは瞑想しているときや、一時的に虚血になったとき、子どもができたときや、特別な関係のパートナーと性行動をしているときなどに、角回の活動が落ちて、ボーダーがなくなる感じがするといわれているのです。

「自分の体と周囲との境目があいまいになっていく」
「自分の体が宇宙と一体になっていく」

瞑想状態の人は、よくそんな言い方をします。わたしはその分野に詳しくありませんが、おそらく「自分はひとりではない」という強い感じがするのでしょう。

また、セックスのことを「ひとつになる」という言い方をする人がいますよね。充実した性行動のあとに、自分の体が相手とあたかも溶け合い、一体になるような感じがすることをいおうとしているのだと思います。

このような感覚のときに、人間の体内ではまさにオキシトシンが分泌され、強い影響を与えているのです。

オキシトシンは情や仲間意識を生む

先に、オキシトシンがもたらす「仲間意識」について触れましたが、オキシトシンは個体の「識別」にも関係があるようです。

これも実験で一対にしたラットの片方にだけオキシトシンを注射し、いったん群れに戻します。群れに戻すと、ふつうはその前に一緒にいた相手がわからなくなります。

でも、オキシトシンを打ったラットは、一緒にいた相手を探し当て、近くにうずくまるなどの行動が観察されたのです。つまり、オキシトシンは仲間と仲間ではない者を見分ける能力にもかかわっているといえるのです。

のちに詳しく触れますが、自分の仲間を見分けられるということは、逆にいえば「仲間ではない者を排除する」ことにつながることがあります。オキシトシンの効果には、正負両面があるというわけです。

ここまでの話をまとめると、オキシトシンはわたしたち人間同士を結びつけたり、仲間意識を生み出したりする行動にも寄与していることがわかってきました。

例えば、恋愛感情がないままにお見合い結婚をしたとしても、ずっと一緒に過ごしていくことで、人は相手に深い親愛の「情」を持つことがあります。

ただし、オキシトシンが分泌されていると、「適切な判断」ができるかどうかはなんともいえない面もあります。不倫しながらも、「やっぱり家族は捨てられない」という情が生じて、あいまいな状態をずるずる続けるような人はたくさんいます。

オキシトシンは、そんな「情」や「絆」といった部分を保持している物質だと考えることができるのです。

すると、情などにとらわれずあっさり相手を捨てられる人は、オキシトシンや、「アルギニンバソプレッシン（ＡＶＰ）」というホルモンが少ない人だと推測できます。

アルギニンバソプレッシンは、オキシトシンと構造が似たホルモンで、個体同士というよりも、すべての個体に対して親切行動を取るか取らないかといったことにかかわっています。そして、このバソプレッシン系の受容体が変異しているラットの個体は、特定の相手に対する親切行動を取らないのです。

さらに、人間でもアルギニンバソプレッシンの受容体「ＡＶＰＲ」が少ない人は、特定のパートナーをあまりつくらなかったり、未婚率や離婚率が高かったり、不倫率が上がったりすることがわかり話題になりました。

オキシトシンの受け取り方は後天的なもの

このように、オキシトシンは人間の体に様々な作用をもたらし、とくに人間同士がお互いに感じる「愛情」にかかわっていることが、複数の研究からあきらかになっています。

よく「あの人は情に厚い」「あの人は情のない冷たい人だ」などという言い方をしますが、「情に厚い人」というのは、オキシトシンがよく分泌される人か、オキシトシンを受け取りやすい人ということになります。

ここで注目したいのは、受け取り手である「オキシトシン受容体」の密度です。オキシトシンの分泌の度合いには個人差がありますが、受け取り手である受容体の密度は、実は幼少期の生育環境によってそれぞれ異なる傾向を持つようになることがわかっているのです。

例えば、幼少期に虐待を受けるなど過酷な環境下で育った人の場合、オキシトシン受容体の密度が低かったり、逆に過剰になったりする場合があります。

これはバソプレッシンの受容体も同じで、子どものころに虐待などを受けると、バソプレッシンの受容体の密度が非常に低くなることが知られています。

オキシトシンなどの受容体の密度が低くなると、人はどのような状態になるのでしょうか？

一般的には、「他人を信用できない」「愛情をあまり知らない」というような状態になりがちです。

しかし、より正確にいうと、この人たちは愛情を知らないというよりも、その受け取り手がないために「わかりようがない」のです。

例えば、わたしたちが赤いりんごを見たときに、赤い色を認識する受容体がなければ、赤がどんな色なのかはわかりません。「みんなはこれを赤と呼んでいるらしい」としかわからないわけです。

それと同じようなレベルで、愛情というものがわからないわけです。

「愛情ってなんだろう？」

「その人にとって損か得かという話かな？」

そんなふうに思ってしまうだろうし、他者に対してもそのように振る舞います。愛情というあいまいなものよりも、「損得」のほうがずっとわかりやすいので、損得の原理に従って合理的に動こうとしてしまいます。

　すると、一見、こうした人たちは共感能力に欠けるサイコパシーが高い人のように見えるのですが、実は後天的につくられた性質なのです。


　もちろん、自分がそのタイプかもしれないと思い当たっても、人は生まれ育つ環境を選べないわけですから、無用に自分を傷つけないでほしいと思います。

　あたりまえですが、親は、神でもなければAIでもないただの人間です。いうまでもなく、完璧な親などこの世には存在しません。たとえ外から見て非の打ち所のない立派な親でも、親子関係は主観でしかとらえられないため、自分にとっては完璧な親ではない場合がほとんどだと思います。

　また、幼少期に親の愛情をたくさん受け取った人もいると思いますが、大切なのはオキシトシンの分泌が「適切な値」であること。愛情というものは、多過ぎても不都合なことがあるのです。

Lesson 2

自己肯定感を高める

073

自分の体質、思考、直感……、ありとあらゆるものを生かす

わたしたちの脳は、自分ではどうにもならない生まれつきの特質を持っています。

脳にある様々な神経伝達物質、例えば安心感をもたらすセロトニン、やる気を高めるドーパミン、集中力を上げるノルアドレナリン……それらの量にもすべて個人差があります。

また、それらの全体量を調整するモノアミン酸化酵素も、分解の度合いには遺伝による個人差があります。つまり、脳には人それぞれ生まれつきの特質があり、それぞれの「個性」をかたちづくっているのです。

そうした脳の働きを考えると、「自分そのものを根本的に変える」ことはかなり難しいということがわかります。少なくとも、なにかの目標を達成したり、充実した人生を過ごしたりするためには、あまり効率的なアプローチとはいえません。

それよりも、わたしが強くお伝えしたいのは、「いまの自分を最大限に生かす」のが大切だということ。いまの自分の体質、思考、価値観、直感など、自分のありとあらゆるものを総動員して生きていくのです。

あなたの脳はこの世にひとつだけしかなく、あなたの存在もたったひとりだけのものです。もっとも大切にすべきは自分であり、世間の標準やあこがれの人物などに自分を合わせていく必要はまったくありません。「自分を無理に変えよう」と思って、苦しむことはもうやめましょう。そうではなく、自分に与えられたものを最大限に生かすことに全力をそそぎ込むのです。

そうすれば、あなただけの幸福な人生へと近づいていけます。

074

自分が「心地いい」と感じることをして生きる

幸せに生きるためには、他人の価値観や「ものさし」ではなく、まず自分の価値観による幸せがどういうものかを、自分自身で把握しておくことが大切です。

簡単にいえば、自分が「どんなときに気分がよいのか」、あるいは、「どんなことが心地いいのか」をはっきり認識し、その状態をつくり出していくことに力をそそぐわけです。

脳には、快感を生み出すことにかかわる部分がいくつかあり、総称して「報酬系」と呼ばれます。自分が「心地いい」「気持ちいい」と感じることをするのは、この報酬系を刺激していることになり、理想の自分と現実の自分が重なる「自己一致」の状態になっていきます。

これは、いわば「あるがままの自分」を受け入れている状態であり、自分で自分のことが好きな状態ともいえます。こうした状態はすべて、他人の「ものさし」ではなく、自分の「ものさし」で生きることからはじまるのです。

「もっと成功したい」「もっと美しくなりたい」「もっとお金がほしい」といった、他人との比較に心がとらわれていると、自分の幸せを見出すことは永遠にできません。それよりも、自分だけの幸せを打ち立てることに全力を尽くすのです。

「自己一致」の状態になると、つねに「心地いい」と感じているので、生きることがどんどん楽になります。そんな人はまわりの人を穏やかな気持ちにさせるので、人にも好かれやすくなっていきます。

そうして、さらに「心地いい」と感じられる環境が、自然と自分のまわりにつくられていくのです。

075

人間は努力よりも「遊び」が必要

人間を人間たらしめている条件は、いったいなんでしょうか。わたしは、そのひとつは「遊ぶこと」だと考えています。

「遊ぶ」ということは、生きていくために必要のない、無駄な部分にリソースを割くということです。

例えば、文化や芸術などに取り組むことは、人間として、本来的に豊かで洗練された営みです。少なくとも、知性がなければ遊ぶことはできませんから。

しかし、現在は「賢く生きていくにはなるべく無駄なことをしない」という、合理的な方法ばかりが評価されがちです。仕事はもちろん、生活までも合理性を追求し、「必要なことしかしない」「必要なものしか持たない」姿勢が、まるで人間として素晴らしいことであるかのようにいわれることもあります。

そのように社会から「遊び」を排除した反動なのか、逆に新興宗教やスピリチュアルなものに惹かれる人が増えました。また、怪しいビジネスやインターネットでの中傷行為などにハマっていく人も増えています。

人間の脳は機械のようにはできていません。1998年に米国のソーク生物学研究所の研究者たちが、大人でも脳に新しく神経細胞が生まれることを発見しましたが、新しい細胞が生まれても、「刺激（＝遊び）」がなければ細胞はすぐ死んでしまいます。脳にとって「遊び」は、生きていくために必要な餌でもあるわけです。

いまの日本人は、「生き残るために努力せよ」といわれ続けて生きています。でも、こんな状態で、健全な自己肯定感を持って生きていくことなど到底できません。

人間は、もっと「遊び」が必要な生き物なのです。

076

「新奇探索性」を自覚し、もっと自分を大切にして生きる

生きている限り、社会の常識やルールを守らなければならない場面が必ずあります。でも、これらを必要以上に真面目に守っていると、自分らしく生きられないことにもなります。

別の観点から見れば、常識やルールを重んじる人は「自分を大切にしていない人」といえるかもしれず、いつも上司や教師に従ってしまう人は、「自分がない人」ともいえるのかもしれません。

このような人は、専門的には「新奇探索性」が弱いといいます。新奇探索性とは、新しい刺激やものごとを知ることによろこびを感じる性質のことで、これが生まれつき強い人と、弱い人は遺伝的に決まっています。

例えば新商品が出たり、新しい店がオープンしたりすると、つい買ったり行ったりしてみたくなる人は、新奇探索性が強いといえます。かたや、いつも買うものが決まっていて、同じ店ばかり行く人はこの性質が弱い傾向にあります。そして、後者は、自分の思いよりも社会の常識やルールに従いやすい面があるのです。

この傾向は遺伝的に決まっているため、それ自体を自分の力で変えることはできません。ただし、自らの意志で「行動」を変えていくことはできます。例えば、なにか新しいものを目にしたときに、自分の新奇探索性が弱いことを自覚して、「いつもの自分ならこの店には入らないけど、ランチくらいならいいか」と、行動を変えていくことはできるはず。

そして、そんな行動を積み重ねていくことで、少しずつ、自分の気持ちを大切にして生きることができるようになっていくでしょう。

077

学歴やIQが、生き延びるために必要かはわからない

他人の「ものさし」という意味では、学歴やIQは、一般的にとても大切だと考えられているもののひとつです。たしかに、IQが高ければ成績がよくなる傾向にあり、学歴が高ければ、将来的に高い報酬の仕事に就ける可能性は高まるでしょう。

ただし、学歴やIQが、生き延びていくために本当に必要なものかどうかは、実は誰にもわかりません。

なぜなら、「その人がどんな人生を選ぶのか」によって、必要な条件なんていくらでも変わるからです。

ひとつはっきりいえることとは、生物の目的はもっとシンプルだということ。

あなたがいま存在するのは、前の世代の「生き延びる力」が高かったためで、その遺伝子を持つあなたという子孫を残すことができたからです。

生物学的な観点では、個体としてというよりも、集団として生き延びることが重要であり、一個人が「優秀であること」にはそもそも重きを置いていないのです。

でも、わたしたちは社会的な存在でもあるので、つい特定の社会や条件下のみでうまく生きていくための、狭い範囲での勝負に拘泥してしまいます。ただ、その勝負と、「生き延びていけるかどうか」は直結していません。たとえ学歴やIQが低くても、それらが高い人より圧倒的に成功している人はたくさんいます。

そこで大切になるのは、学歴やIQを高めることにこだわるのではなく、まず自分が「どんな人生を送るべきか」を決めることです。

それを達成するための力をつけることのほうが、生き延びていくにはよほど大切なことなのです。

078 努力できるかできないかは、脳の構造に違いがある

そもそも、努力できるかどうかという部分も、実は生まれつきの才能といわれています。

米ヴァンダービルト大学の研究によると、被験者に単調なタスクを課してモニタリングしたところ、最後までやり切る人と途中であきらめてしまう人では、脳の特定の部分の働きに違いがあることがわかりました。

違いがあったのは3箇所。まず、最後までやり切る人の脳で活発に働いていたのが「線条体」と「腹内側部」という部分で、前者は、脳が快楽を感じるために重要な「報酬系」の一部を成しています。

そして、これらふたつの部分が、「○○すれば、○○がもらえる」という「報酬」を感じる脳の機能を高めることで、努力のモチベーションになっていたのです。

一方、途中であきらめた人は、「島皮質」と呼ばれる「損得」を冷静に計算できる部分が活発に働いていました。つまり、「そんな単調なタスクを続けても無駄」と早々に判断し、努力のブレーキとなっていたのです。

このように、たとえ単調なタスクであっても、努力を報酬や快感に変えられる人と、損得勘定でとらえる人がいるというわけです。もちろん、これはどちらがいい悪いということではありません。努力できたほうがいいようにも思えますが、無駄な努力をしないことも、生きるうえでは大切な能力です。なんといっても、人生は有限なのですから。

いずれにせよ、お伝えしたいのは、努力することが苦手でも自己嫌悪に陥る必要はまったくないということ。単に脳の構造に違いがあるだけで、自分の性質に沿ってアプローチの仕方を変えていけばいいのです。

079

「右脳型」は創造性豊か、「左脳型」は論理的とは限らない

よく右脳の働きが強い「右脳型」は創造性に富み、左脳の働きが強い「左脳型」は論理的だといわれます。そのため、「わたしは右脳が弱いからよいアイデアを思いつけない」「わたしに分析力がないのは左脳が弱いからだ」などと、素直に信じている人もいます。

しかし、この考え方は科学的に証明されておらず、最近ではこれを否定する研究も進んでいます。では、なぜこのような言説がまかりとおってきたのでしょうか。

この考え方のもとになった研究があります。分離脳患者（てんかんの治療として右脳と左脳のあいだの脳梁を離断する手術をした人）を対象にした実験で、「右脳だけが生きている人」と「左脳だけが生きている人」が、特定の画像をどう見るのかを比較したものです。

研究の詳細はここでは省きますが、結論をいうと、両者には持っている空間解像度に差があり、「右脳だけが生きている人」は全体の輪郭を把握することができ、「左脳だけが生きている人」はディテールを見ることができました。右脳と左脳では、たしかに働きが違うわけです。

でも、いくら右脳が全体の輪郭を把握できるからといって、それがそのまま「創造性が豊か」とはいい切れません。同じように、左脳がディテールを見ることができるからといって、「論理的・分析的」だといい切ることにも相当無理があるでしょう。

さらにいえば、脳科学には、「右脳型」「左脳型」という考え方自体が存在しません。よって、脳のタイプを理由にして、自分の能力を限定する必要もまったくないのです。

080

苦手なことよりも得意なことを磨く

自分では努力しているつもりでも、仕事などでいまひとつまわりからの評価が低い……そんなことを感じるときはありませんか?

その場合、もしかしたら自分が苦手なことまでがんばって取り組んでしまっているのかもしれません。

不得意なこともそれなりにがんばってできるけれど、そのために得意なことを磨く時間がなくなり、どちらも60点程度の出来栄えになっている場合があります。

結果、まわりからあまり目立った評価もされなくなってしまうのでしょう。それよりも、結果を存分に出すためには、自分の得意なことに集中することが大切です。

自分の得意なことで成果を出せば、それだけで一目置かれます。また、なにより重要なのは、苦手なことを人にまかせることで、別の人が活躍できる場所もつくられることです。

基本的に仕事はチームで行うもので、それぞれが得意なことを持ち寄り、大きな成果をあげることを目指せばいいのです。そうすれば、自分だけでなくほかのメンバーも「いい思い」ができて、とても合理的です。

どんなことも平均点以上にこなせる人は、めったにいません。たとえそれができたとしても、まわりからはさほど重宝もされない。だからこそ、もう苦手なことは「人にまかせる」と割り切ってしまいましょう。

そうしてスッキリした心で、自分の得意なことにフォーカスしていけば、やがて正当な評価がついてくるようになります。

まわりから得た評価も、きっとあなたの自己肯定感を高める助けになるでしょう。

081

嫌な仕事をするときは、「楽しいこと」と結びつける

「仕事は自分の得意なことばかりではないし、不得意なことをまかせられる人もいないよ」

そんな人もいるかもしれませんね。たしかに、嫌な仕事でも、自分がやらなければならない場面はあると思います。そんなときおすすめなのが、嫌な仕事を「楽しいこと」と結びつけるというテクニック。

例えば、資料の数値をエクセルにまとめるような単純作業があったとします。このとき、ふつうに取り組めばつまらないだけですが、ストップウォッチでページごとに処理スピードを測定してみてはどうでしょう？

すると、退屈だった作業が突然スピード競争になり、取り組む姿勢が変わります。もしゲームが好きなら、なおさら夢中になるかもしれません。

同じように、自分が楽しいと思うことを嫌な仕事に結びつけると、自分だけの解決法を編み出すことができます。もしドラマや映画が好きなら、苦手な接待を「人間観察の場」としてとらえることもできます。

真正面から取り組むとストレスを感じる仕事も、「Aさんはこの話題にはいつも乗ってこないけど、なにか秘密があるのかな？」「Bさんは偉そうなのに意外と小心だな」と、楽しい作業に変えることができるはずです。

嫌な仕事を楽しいことに変えることは、やってみるとそれほど難しくありません。

実は仕事ができる人は、このような「仕事を好きになるような工夫」をたくさん組み込んでいるのです。

082

自信を持つには、嫌いな部分をポジティブにとらえ直す

健全な自己肯定感を持つためには、なによりも自分に自信を持つことが大切になります。

ほとんどの人は、自分のなかに「好きな部分」と「嫌いな部分」があると思います。そのなかで「嫌いな部分」を受け止めることができるのは、まさに自信がなせるわざ。

自分の「嫌いな部分」を客観視できるからこそ、それを修正することで成長できて、自己肯定感につながっていくのです。

では、いったいどうすれば自信を持つことができるのでしょうか？

ひとつの有効な方法としては、自分の「嫌いな部分」をすべて挙げていき、それらを徹底的にポジティブにとらえ直していく方法です。これは、ものの見方や考え方を修正することで行動を変えていく「認知行動療法」でよく使われるアプローチに似ています。

一度嫌いな部分と徹底的に向き合って、それらをポジティブにとらえ直していくと、自分を成長させるための基盤を手に入れることができます。「嫌いな部分」を「嫌いな部分」のまま残していても、いつまでも自信を持つことはできません。

後悔したり、過去の出来事を悲観的にとらえたりすることがなくなると、自分についてより客観的な視点を持ちやすくなります。そして、繰り返しになりますが、自分を客観視できることが、さらなる成長をうながしていくのです。

083

どんな欠点も、「新しい自分」の発見の手がかりになる

自分の欠点や嫌な部分を客観視できることは、人間にとってとても重要な能力です。なぜなら、人は嫌なものから本能的に目をそらしますが、そこで立ち止まって自分の嫌な部分を認識できるのは、知性が高い証拠といえるからです。

先にわたしがおすすめしたように、自分の欠点や嫌な部分を挙げていき、それらをポジティブな言葉に変換していく具体例を紹介しましょう。

例えば、「なかなか行動できない」という嫌な部分があったとしたら、「慎重にものごとを検討する力がある」という言葉に変換できます。

また、みんなの前で「意見をはっきりいえない」のは、「みんなの意見を受け止めて尊重できる」と変換できます。

どんな欠点でも、プラスの視点でとらえ直してみると、「新しい自分」を発見することができるわけです。それを繰り返すことで、少しずつ自信も備わっていきます。

欠点だと思っていたところがみんなの役に立つ場面を想像してみるのもいいですよね。

それだけでもドーパミンが分泌されてやる気が高まり、脳がどんどんよろこんでくれるはずです。

084

自分を毎日ほめていると、なりたい自分になれる

人間の脳には、「誰かの役に立てた！」「みんなから評価された！」という「社会的報酬」を強く求める性質があります。こうした報酬を得ると、やる気がますます高まるわけですが、実はこの欲求は自分で自分をほめても満たすことができます。

そこでぜひ、これからは毎日自分で自分のことをほめてみてください。「約束を守る自分」「いつも明るい自分」「人の話を聞ける自分」……。意識して探すと、自分の好きな部分が意外とたくさん見つかると思います。

最初はちょっと恥ずかしいのですが、ナルシシストにでもなったつもりで、少しずつ自分のことを好きになってみるのです。難しい場合は、「わたしのことをほめている誰か」がいて、その人が自分のことをほめている場面をただ想像するのでもよいと思います。

すると不思議なことに、自分で自分をほめ続けていると、やがて「そのような自分」になっていきます。そして、それにともない自己評価も高まっていくのです。

自分のことを認められるのは、とても大切な資質です。なぜなら、そんな人は他人のことも自然と認められるからです。人は認められるとうれしくなるもの。認められた人はあなたのことを好きになり、どんどんよい循環へと入っていけるわけです。

最近では、「社会脳」と呼ばれる、人の行動が社会性を持つように方向づけられていく仕組みが脳に備わっていることもあきらかになってきました。

まわりの人のよいところを認めて、最大限に生かしてあげるためにも、まず自分で自分をほめることからはじめるのが大切なのです。

085

日本人はもともと自己肯定感が低い

もともと自己肯定感が低いタイプでも、脳を上手に使って人生をよい方向へ導いていくことができます。ただ、そうはいっても、個人の意志で戦略を立て、人生の決断を下していくことを、さほどよいことに感じないタイプの人もいます。理由のひとつには、子どものころからの刷り込みもありますが、もともとドーパミンの動態が人によって異なることがあります。

実は、個人より「集団」の戦略に合わせたいタイプは、東アジアでは7割以上を占めるマジョリティです。つまり日本人は、自己肯定感や自己効力感がもともと低いタイプだということですね。

これには様々な説があり、例えば、耕作する作物の種類によって違うとする説もあります。東アジアではおもに、多数の労働力を使って水田で稲作をしてきたわけですが、それにより食料が安定供給され、社会の構造や権力機構が長く続く要因になったと考えられます。

一方、ヨーロッパで個人主義や、個人の戦略を優先する人が増えたのは、「みんなで一緒になにかをすることが不利だったから」と考えることができます。

仮説としては、感染症の存在が考えられます。ヨーロッパではきれいな水が手に入りづらく、たくさんの人が集まるところにいると、すぐ感染してしまうわけです。すると、集団でなにかをする人たちの遺伝子は淘汰されていく。つまり、ひとりで勝手に生き方を決める人のほうが生き残ったという仮説が成り立つわけです。

いずれにせよ、自己肯定感の多寡については、どちらがよいというものではなく、環境要因によって、適応戦略が変わるというだけなのです。

086

ネガティブな感情をうまく活用すると、よい結果が出せる

ポジティブシンキングの大切さは広く語られますが、だからといって、無理やりポジティブになろうとしても、生まれ持った性格などもあるので、実際はなかなかうまくはいかないものです。

実は、「努力」という面に関していうと、ネガティブな感情を利用したほうがよい結果が出ることもたくさんあります。なぜなら、ネガティブな感情のほうが、モチベーションを保つうえで圧倒的に強いパワーを持っているからです。

「あいつを絶対に見返してやる！」
「いまの境遇に耐えられないから必ず追い抜く！」

そんなネガティブな感情は、油断すると「妬み」や「恨み」に変わりやすいため、一般的にはよい感情とはされていません。

でも、そこにさえ気をつければ、むしろネガティブな感情が持つパワーをうまく利用してしまえばいいのです。

また、未来を悲観しがちな人もいますが、逆にいえば、それは未来に対してしっかり準備ができる可能性が高いということ。考え方を変えるだけで、自分だけの強い武器になる場合があるのです。

自分の性格や感情の傾向を無視していると、かえってストレスをためてしまい、心身によいことはありません。

ネガティブな感情を無下に否定せず、しっかりと受け止めて活用していけるからこそ、健全な自己肯定感が育まれるのだと思います。

087

「マイナスの出来事」から、「プラスの出来事」が生まれる

多くの人は自分にとって「マイナスの出来事」が起きたとき、ネガティブな感情に陥ります。そしてマイナスの出来事は、およそどんな人にでも起こるもの。むしろ、なにかを達成したり成功したりした人のほうが、そうではない人よりもマイナスの出来事をたくさん体験している場合もあるようです。

でも、そんな人たちは、マイナスの出来事のとらえ方が異なります。そのときは深く落ち込むこともあると思いますが、すぐに「どうすればよかったのだろう」「いまなにができるだろう」と、気持ちを切り替えることがとても上手なのです。

これは言葉でいうのは簡単ですが、実行するのは難しい。でも、チャレンジしてみる価値はあります。そのためのコツは、マイナスの出来事にこだわらないようにすること。うまくいかない人は、失敗などにこだわり過ぎて、自分で自分の状況を悪くしている場合がほとんどなのです。

考えてみると、人生の運命が決せられるほどの、よほど大きなマイナスの出来事でない限り、ほとんどのマイナスの出来事は、俯瞰すればそのときどきの揺らぎ程度のものととらえることもできます。

また、よくいわれるように、「失敗は成功の母」であることは、これまでの人間の歴史が証明しています。

自分に起きたマイナスの出来事を、まず事実として受け入れることから、「プラスの出来事」が生まれるのです。

088

「面倒だ」と思う気持ちこそ、大切にする

わたしは、「努力できないこと」もひとつの才能だと考えています。

なぜ、努力できないことが才能になるのか——。それは、先にも言及したように、限られた時間のなかで無駄な努力をしないことにつながるからです。

なにかの作業をしていても、しばらくすると飽きてしまう人は、努力できる人と同じ成果をあげるために、自然と効率的に達成できるような工夫をします。

そして、ただ目の前のことだけにこつこつと取り組むのではなく、もっと広い視野からものごとを見つめ、効率的な仕組みを考えたり、優れた人を集めてチームをつくったりすることができるのです。

もちろん、「面倒だ」といってなにもしないのではなく、そんな工夫をすることに意識を向ける必要はあります。でも、そうして生み出した工夫や発想はときに、努力するだけの人には到底及ばないような大きな成果を生み出すことがあります。

つまり、努力できない人は脳の構造でいうと、冷静に損得勘定をする「島皮質」の働きを存分に生かして、発想を生み出すことに力点を置けばいいのです。

「わたしはなにをやっても続かない」と自分を否定するのではなく、「面倒だ」と思うその気持ちこそ大切に扱って、自分が持って生まれたものを肯定することが大切なのです。

089

具体的な「ご褒美」があれば、最後までやり切れる

「島皮質」の働きが優位な人にも、人生にはどうしても地道な努力が必要とされる場面は訪れるものです。

そんな重要なタイミングに、たとえ努力が苦手でも、しっかりものごとをやり切れるようになるにはどうすればいいのでしょうか？

答えはとてもシンプルです。すぐに「面倒だ」と感じてしまう島皮質に、しっかりと「ご褒美（報酬）」を感じさせればいいのです。もともと報酬を感じにくい脳を持つ人だけに、努力することで得られる結果を、できるだけ具体的にしておくことが必要なわけです。

そして、それを達成できたらどうなるかを、映像でイメージできるくらいにしておきましょう。すると、島皮質によるブレーキを弱めることができます。

また、結果を具体的にするという意味では、自分の成長の過程を目に見えるかたちにしておくこともいいでしょう。例えば、勉強をしているなら参考書のページ数（勉強量）を、ダイエットなら体重の増減を記録し、自分の成長の軌跡を眺めて楽しめるようにしておく。

記録することがよいのは、それによってゲーム性が高まるからです。「努力」ではなく、増えていくのが目に見える「スコア」を競うゲームだと思えば、さらに努力を続けやすくなります。

実は、わたしは高校時代、受験勉強は全国の高校生と模試のスコアを競い合うゲームだととらえていました。だからこそ、受験勉強はつらくなく、好きなゲームにハマるように没頭できたのです。

持って生まれた脳の構造は変えられなくても、考え方と方法を変えれば、状況は打開できるのです。

090

結果を冷静に振り返ることで、新しい自分へと近づける

努力の過程を記録しておくと、もうひとつ見逃せないいことがあります。それは、「振り返り」の質が格段に高まることです。

とくに、思ったような結果が出なかったときは、気持ちが沈んでしまい、それまでの方法をむやみに否定しがちです。

そんなときでも、しっかりと記録に残しておけば、「すべてが悪かったわけではない」「この部分が足りなかったのかもしれない」と、結果を冷静に振り返ることができます。

そして、達成できなかった目標をあきらめるのではなく、新たに挑戦する意欲を生み出すことができるのです。

つまり、行動を振り返るというのは、ただ反省するだけではなく、新しい自分に近づいていくために必要なエネルギーを与えてくれるということ。期間などに個人差はありますが、たいていのことは時間をかけてじっくり取り組めばおよそ達成することができます。

では、なぜ達成できないことがあるのか？

それは、「途中であきらめた」からなのです。

努力の過程を記録することは、目標をブレずに追い求めていくための、あなたの頼れる道標となってくれるはずです。

091

努力が報われないのは、「正しい努力」をしていないだけ

「努力は必ず報われる」とはよくいわれることですが、いくら努力しても報われないことがあるのには、大きくふたつの理由があります。

ひとつ目は、たいして努力をしていないのに、努力していると「思い込んでいる」場合。実は、これはかなりよくあるパターンです。

例えば、筋肉をつけようとジムに入会して、せっせと筋力トレーニングに励むものの、思ったように筋肉がつかなくて「ダメだ……」とすぐにあきらめてしまう。でも、冷静に考えると、よほどの代謝異常でない限り、適切な負荷をかけ続ければ筋肉は増えるはずです。

つまり、こうした場合は、単に負荷が不足しているだけで、努力を客観視できていないわけです。

そしてふたつ目は、「努力し過ぎている」場合。同じく筋トレで考えると、ひたすら負荷をかけ続けることで、ある部位の筋肉だけが発達したり、そのために関節や骨を痛めたりするときです。要するに、間違った努力をしているわけですね。

このように、努力が報われないのには、その理由があるものなのです。逆にいえば、自分のしたいことをはっきりさせて、そのためにどうするかを考えるのが、本当の努力だということ。それが明確になれば、個人差はありますが、結果は必ずついてきます。

努力が報われないことがあるのは、単に「正しい努力」ができていないだけなのです。

092
「目的」を決め、「戦略」を立て、淡々と「実行」する

わたしたちは子どものころから、努力したりがんばったりするとほめられて育ちます。それ自体は悪いことではないのですが、結果がともなっていないのに、「がんばったのはえらかった」と、ただ努力したことだけを評価するのはあまり意味がないのではないでしょうか。なぜなら、努力は「苦労すること」ではないからです。努力はある目的に向かって、着実に進んでいく歩みのことを指しているのだから――。

では、成果をあげるにはどうすればいいのでしょうか。わたしの答えはシンプルです。それは、「目的」を設定し、「戦略」を立て、「実行」すること。これが意外とできていない場合が多いのです。

明確な「目的」がなければ、歩んでいく方向がわからなくなり、努力が無駄になる可能性が高くなります。また、明確な目的があっても、それを達成するための「戦略」がなければ、ただやみくもにがんばることになりがちです。

これがまさに、「努力＝苦労すること」になるということ。例えば、英語を読めるようになりたいのに、英会話の練習ばかりしているような、まったく見当違いのことにもなりかねません。だからわたしは、「戦略」を立てることは最重要だと考えています。

そして、最後は「実行」すること。文字通り、タスクをひとつずつ片づけていくことです。ここでも、根性を出して苦労するようなイメージではなく、正しい「戦略」のもとに、淡々と実行していくということです。

このように考えると、努力はおおよそ誰にでもできることがおわかりになると思います。「本当の努力」をすることで、着実に成果はついてくるのです。

093

身近な目標を持つと、最終的な目標も達成しやすくなる

最終的に定めた目標を達成するためには、つねにその目標を心に描いて進むことが大切です。

でも当然ながら、それだけでは目標達成には近づくものの、戦略として盤石とはいえません。なぜなら、脳という臓器はエネルギーをたくさん使うため、すぐに怠けて、エネルギーを節約しようとするからです。

また、「やせる」「合格する」といった遠くにある抽象的な目標では、さらに実現が難しくなります。そこにいたるまでに存在する、様々な障害や誘惑を乗り越えるだけのやる気を保ちにくいのです。

そこでわたしがおすすめしたいのが、イメージしやすい「身近な目標」を立てること。

例えば、やせるまでの過程には必ず体重を量るプロセスがあるので、「毎日体重を記録する」という目標を立てるのです。受験や資格取得なら、合格という最終目標だけではなく、少しずつ「偏差値やスコアを積み上げていく」ことが目標になります。

すると、努力の結果がつねに目に見えるようになり、やる気が落ちづらく、脳に心地いい刺激を与えながら続けていくことができます。うまくいけば、ほんの少しでも結果が出続けることが楽しくなって、中毒みたいにハマることも。こうなればしめたもので、最終的な目標に着実に近づいていくことができるでしょう。

あまり高過ぎる目標を立てるのではなく、いまの自分がイメージできる「身近な目標」をメルクマール（指標）にして、継続することを意識しましょう。

094

出発点は違っても、同じ目的地にたどり着くのは可能

「1万時間の法則」というものを聞いたことがありますか？　たいていのことは1万時間の練習をすれば、プロやそれに準ずるレベルにまで能力を高めることができるとする法則のことです。

1万時間は、単純計算をすると、1日5時間を費やすとして約5年半に及びます。これを聞いて、「そんなのできるわけがない！」と感じるでしょうか？　それとも、「そのくらいでプロのレベルになれるんだ！」と思うでしょうか？

たしかに、1万時間は長い時間かもしれない。でも、ここでのポイントは、たとえ出発点に違いはあっても、「同じ目的地にたどり着くのは不可能ではない」ということです。

もちろん、身体的機能や性格などに個人差はあるし、間違った戦略でやり続けても意味はありません。でも、ある程度正しい方法であるなら、あとは「着実に時間をかけてどれだけ歩いていけるのか」という問題なのです。

英語を話せるようになるのも、なんらかのスキルをマスターするのも、たくさんやれば誰でも必ずできるようになるのです。そう考えると、ちょっとやる気が出てきますよね。

健全な自信や自己肯定感は、ある日突然マインドセット（ものの見方）を変えたからといっても、なかなか持ち続けられはしないものです。それよりも、長い期間にわたり着実な積み重ねをしていくなかで、自然と育まれていくものなのでしょう。

095

注意散漫なほうがむしろ正しい

近年、なにかと集中力の大切さが叫ばれるようになりました。仕事や勉強では、まるで集中力さえあればうまくいくかのようにいわれたり、失敗したら「集中していないからだ！」と怒られたりすることもあります。

たしかに、ときに集中力は大切かもしれない。でも、「わたしには集中力がない……」と落ち込んでいるなら、なにも心配することはありません。人間は注意散漫であるほうが、むしろ正しい状態だからです。

脳はもともと、様々な異常を検知するシステムを持っています。なぜなら、生命の安全を守らなければならないからです。大むかしの人間が目の前の火をおこすことに集中して、背後から忍び寄る外敵に気づくことができなかったならば、わたしたちは現代まで生き延びられなかったでしょう。

このような、視覚や聴覚を通して「矛盾を検出し、脳に注意をうながす」働きを担うのが、大脳の内側面にある「帯状回」という部分です。よく「もっと集中しろ！」といわれるほど焦って、集中できなくなるのは、帯状回が緊張状態に過敏に反応してしまうためです。

「でも、現代人は集中することがかなり要求されるよね。そんなときはどうすればいいの？」

ごもっともな意見です。人間は集中しにくいようにできている。集中できないほうが正常なのだから、落ち込むことはない。でも、一方で集中する必要もある。のちに詳しく説明しますが、ここでは結論だけ示しておきましょう。

要は、帯状回が反応しない環境を人為的につくってしまえばいいのです。

096 集中力を鍛えるのではなく、乱さない環境をつくる

先に述べた、脳の「帯状回」が反応しない環境をつくること。これが手早く集中力を高める方法です。

集中力を、がんばって身につけるべき能力と考えると苦しくなります。それは、脳の機能・システムに過ぎません。だからこそ、わたしたちはそれを別の方向からうまくコントロールできるのです。

思えば、身のまわりは、集中力を散漫にさせるものごとがあふれています。その典型は、SNSやメール、アプリなどの通知機能でしょう。それらは、通知やアラート機能で注意をうながしてくるわけですから、これでは集中しろといわれてもどだい無理な話。

ほかにも、ネット上の情報をはじめ、テレビや音楽、街を歩くと目に入る広告と枚挙にいとまがありません。人の集中力を乱す（対象に惹きつける）のが、うまくいくビジネスの必要条件のひとつなので、その強力な誘惑に無防備な状態で対抗するのは至難の業でしょう。

そこで、まずできるのは、スマートフォンやテレビの電源を切ること。例えば、「19時からはおやすみモードにする」と決めて習慣化する。すると、次第にまわりの人も、「あの人は夜つながらないから」とわかってくれるようになります。「それを尊重してくれない人とはつきあわない」と、割り切るくらいでいいかもしれません。

さらに、周囲の雑音、部屋の温度、椅子の座り心地、目に入る景色など、人によって集中力が乱れる条件は様々です。

でも、集中力を高めるためにやるべきことは、基本的に変わりません。大切なのは、集中力を乱さない環境をつくることなのです。

097

集中力が切れてきたら、キリが悪いところでやめる

「集中力を高めるのに環境に働きかけるのはわかったけれど、そもそも集中力が続かないんです……」

そんな人もいるかもしれませんね。集中力の持続する時間は人それぞれで、15分単位で集中と休憩を繰り返し成果をあげる人もいれば、10時間ぶっ続けで作品をつくるような芸術家もいます。後者は、ドーパミンなどの快楽物質がかなり出ていなければ無理だとは思いますが、わたしはあまり時間で区切るのではなく、人それぞれ集中力が切れるまでやればいいと考えています。

ただし、ひとつ覚えておきたいコツがあります。それは、集中力が切れかけたときに、キリが悪いところでやめること。よく、「キリがいいところまではやっておこう」とがんばる人がいますが、これはかえって逆効果です。なぜなら、やり切ってしまうと再開するときに新しいことに取り組むことになり、自然とおっくうになってしまうからです。

でも、キリの悪いところでやめると、脳がいわばパソコンのスリープ状態となり、作業を再開しやすくなります。脳はスリープ状態でも無意識で働いているため、休憩中によいアイデアが浮かぶこともあります。

これは専門的には、「ツァイガルニク効果」と呼ばれます。人は未達成のことや中断している出来事のほうをよく覚えているという現象で、心理学者ブルーマ・ツァイガルニクが実験で示しました。

仕事でつくる企画書でも、受験や資格の勉強でも、とにかくキリの悪いところで中断するのがポイント。わたしはこれを、「学校で教えてもいいのでは」と思うほど効果的な方法だと考えています。

098
やる気が出ないのは、セロトニン不足かもしれない

集中力を乱さないような方法を導入しても、どうしてもやる気が出ないときはあるはず。それはもしかしたら、脳の神経伝達物質「セロトニン」が不足しているのかもしれません。セロトニンには神経のバランスを整える働きがあり、不足するとやる気がなくなったり、ひどい場合はうつ状態になったりすることもあります。

セロトニンを合成するためには、必須アミノ酸である「トリプトファン」を摂ることが必要です。ただし、必須アミノ酸は体内で合成できないため、食物から摂取するしかありません。

トリプトファンが多く含まれるのは、カツオ、レバー、チーズなどの高タンパク質食材。また、落花生、ごま、ほうれん草などにも多く含まれています。

ただし、ここでも注意点が。それは、アミノ酸が筋肉に取り込まれるためには炭水化物が必要だということ。つまり、糖質などを制限するダイエットをしていると、そもそも体内に吸収されないのです。

ほかには、メカニズムはまだ解明されていませんが、セロトニンの分泌には、「リラックスできて心地いい」と感じることが必要だともされています。お風呂にゆっくりと浸かったり、ウォーキングをしたり、もちろん早寝早起きの規則的な生活をすることも効果的です。

いずれにせよ、むかしからいわれるように、日ごろからバランスのよい食事を心がけ、適度な運動をし、ゆったりリラックスすることが、やる気や集中力の向上につながります。

そうした生活習慣を整えることからも、集中力はコントロールすることができるのです。

099 やりはじめるから やる気が出る

そもそも脳というものは、とても「燃費が悪い」臓器です。たしかに高度な働きをしますが、しっかり働かせるためには多くの酸素や栄養を必要とするからです。

ですから、脳は自然とエネルギーを節約しようとします。なにか新しいことをするのではなく、なるべくいましていることを続けようとするのです。新しいことに取り組むのがおっくうなのは、こうした脳の構造に原因があります。

では、やる気を出すにはどうすればいいのか？

答えは簡単で、脳はいましていることを続けようとするので、「とにかくやりはじめればいい」。最初は面倒に感じても、やりはじめさえすれば、しばらくすると脳はそれを続けようと働きはじめます。

例えば、仕事で面倒な企画書をつくらなければならないとき。そんなときは、とにかくパソコンのキーを打ちはじめることです。

「考えてから作業することが大切で、やみくもにやると非効率だ」という考え方もありますが、そもそもやる気や集中力が出ないときは、とにかく指などを動かして作業をはじめることが大切なのです。

そうしていると、やがて脳がその作業に慣れてきます。「指（皮膚）」でキーを打ち、画面を「目」で見つめ続けることで、末梢神経から中枢神経（脳）に働きかけるわけです。そして「やってみると意外とできた」ということが脳へと伝わっていきます。

この方法はほかにも、面倒だけど習慣化したいこと全般に活用できます。脳の構造から考えると、やる気や集中力は、「やりはじめる」から出るようになるのです。

100
成人までに約14万8000回、否定的な言葉を聞かされる

自分に対して否定的な考えを持つことをやめるのは大切ですが、これはいうは易く行うは難し。なぜなら、ある学者の論文によれば、人間は成人するまでに約14万8000回もの否定的な言葉を聞かされるという話もあるほどだからです。

つまり、長年にわたって外部から「刷り込まれてきた」否定的な態度や考え方は、いつのまにか自分の確固たる信念として認知されている場合があり、それを突然変えることは難しいのです。

でも、あきらめることはありません。なぜなら人間には、「自分の自己イメージに合致することにしか同意しない」という性質もあるからです。

例えば、「君は性格が暗いね」といわれたとしましょう。このとき、ふだんからそう思っているなら「やっぱり……」と傷ついてしまいます。でも、それに対してなんのコンプレックスもなければどうでしょう。「そう？　君より友だちは多いけど」「明るいだけのあなたよりも仕事はできるよ」

そう思って、まったく意に介することはないはずです。つまり、人は誰かの言葉そのものよりも、その言葉や評価を自ら追認してしまうことで傷つくわけです。

逆にいえば、自分のポジティブな面をつねに意識すると、他人の言動に惑わされることなく、人は変わっていけるということになる。最初は難しいかもしれませんが、自分に肯定的な「ふり」を続けるだけでも少しずつ変わっていきます。

他人を変えることは難しいので、やはり勇気を持って、自分で自分を肯定していくしかないのです。

101

自己肯定感の低い人は、たいてい身なりに無頓着

自己肯定感は、高めようとして高まるものではありません。むしろ、自己肯定感を高めようと思うと、かえって「わたしの自己肯定感は低いんだ……」と確認することになってしまいます。そんな確認作業をわざわざするなんて、バカバカしいですよね。

そこでぜひ、外見や姿勢といった部分から変えていくことをやってみてください。

例えば、自己肯定感が低い人は、たいてい身なりに無頓着です。「靴下に穴が空いていても別にいいや」「靴が汚れていても関係ない」「安いシャツを着ていても中身とは関係ない」と思っているのです。

でも、たとえいまの自分には不相応に感じたとしても、きちんとした服を着ることはとても大切なこと。例えば、いつものパーカーをブランドものに変えてみて、「流行りのブランドものを着ている自分」というものを、まず認識することが必要なのです。

すると、やがてまわりからも大事に扱われるようになります。なぜなら理由は単純で、まわりはあなたの「見た目」しかわからないからです。店に入っても、それなりの扱いをされるようになるでしょう。

「いまの自分はダメだ」と思っていながら自己肯定感を上げようとしても、つらいだけでさほど効果もありません。

まず、着ている服を変えるといった、ささいな行動からはじめることがとても大切なのです。

102 ブランドの力を活用して、自分をブランドに変えていく

ぜいたくをする必要はありませんが、外見など「かたち」から自分を変えていくのは大切なこと。とくに服は、きちんとしたものを着ることをおすすめします。

笑ってしまうような実験があります。ブランドのロゴがついた服と、ついていない服を着た人が街頭アンケートをすると、ブランドの服を着ていない人には7人にひとりしか応じなかったのに対し、ブランドの服を着ていると半数以上の人が応じたというのです。

そのくらい、人はブランドものを着ている人を大事に扱おうと思うわけですね。

また、寄付金を募った場合でも、ブランドのロゴがついている服とついていない服を着た人で、倍額ほどの違いが出たという実験結果もあります。

寄付金を集めるときは、ブランドのロゴはないほうがよさそうに思えますが、実際はブランドのロゴがついた服を着た人のほうに、多くのお金が集まりました。

つまり、「この人に寄付すれば自分をいい人だと思ってもらえるかも」「こっちの人と親しくなったほうが得かも」と、多くの人が思ったということ。ブランドの服を着ることで信頼性が高まり、なにかしら「評価に値するもの」を持っている人だと思われるわけです。

ならば、ブランドの力を利用しない手はありません。まだ自分自身がブランドにならないうちは、「かたち」としてのブランドを活用してみる。少しずつ慣れていくことで、自分がブランドになっていけばいいのです。

逆にいうと、世間で名前がそのままブランドになっているような人たちは、自分の名前をブランドにする努力を、ずっと続けてきた人たちなのです。

103

「姿勢」を変えるだけでも、自己肯定感が育まれる

自分を「かたち」から変えていくとき、たとえ高価なブランドの服でなくても、姿勢やポーズを変えるだけで、脳内で分泌されるホルモンが変化します。

例えば、背筋を伸ばして胸を張るポーズをするだけで、テストステロンという男性ホルモンが分泌されたり、逆にストレスホルモン（コルチゾール）の分泌が減ったりすることが確認されています。

劇的な効果が出るわけではありませんが、そんな積み重ねが自己肯定感を育んでいくのは間違いありません。

そこで、いつも背中を丸めてしまうクセがある人なら、堂々と反り返るような姿勢を1日5分することを習慣にしてみてください。それこそ2分でも効果があるといわれていますが、そうして少しずつ姿勢を変えていけばいいのです。

なにより、「かたち」から入るのは簡単で、あとから内面もついてきます。堂々としている人は、まわりも大事に扱おうとしてくれるのです。

わたしについていえば、学者としてなるべく人と違う振る舞いをしようと心がけてきた面があります。そんなことを続けていると、「ほかの学者とは違う興味深い話をしますね」という言葉をいただくこともあり、とてもうれしく自信にもなってきました。

自己肯定感というものは、そのように少しずつ積み上げていくものだと思います。

104

日本の社会では、「モノいう女」は嫌われる

自己肯定感や自己効力感の観点から、日本の社会で起こる現象についても見ていきましょう。

まず、日本の社会では、自分の意見とまわりの人の意見が違ったときに、自分の意見をあまりいわない傾向があります。とくに、女性はいわないほうがよいとされる面が多いように感じます。

その意味では、平成という時代を振り返ったときに、わたしは「#MeToo※（ミートゥー）」に関連した事件や出来事が印象に残りました。もちろんわたしは個別の事象についての真相は知らないし、どちらの側が真実をいっているのかはわかりません。

ただ、世論が「女のほうが悪い」という方向へ傾いたことをとても興味深く感じました。ようやくグローバルな「#MeToo」の潮流が日本にもきたかと思ったら、「え、そう反応する？」といった調子でとても意外だったのです。

しかも、むしろ女性のほうから、「うさんくさい」「着ているシャツがおかしい」などといった中傷がけっこうあって、ネガティブな雰囲気になりました。

繰り返しますが、わたしはどちらが真実をいっているのかわからない立場ですが、世間の反応が、必ずしも声を上げた女性を応援するものでなかったことを興味深く思います。おそらく多くの人は、根本的に「モノいう女」をよいと思っていないのではないでしょうか。

※ **#MeToo（ミートゥー）** セクシャルハラスメントや性的暴行の被害体験を、SNSで告白・共有するときに用いる用語。「わたしも」の意味の英語にハッシュタグをつけて使う。

105

個人の意見よりも、「社会通念」が優先される日本社会

数年前に、上野千鶴子東大名誉教授の入学式での祝辞が問題になったことにも驚きました。女子学生に対し、「がんばっても公正に報われない社会があなたたちを待っている」と語りかける内容のものでしたが、わたしはあの祝辞を卒業生として「よくいってくれたな」と思いました。

なぜなら、女性の東大教授は数が少なく、そのことを世界的に見て恥ずかしいと思っていたからです。男性と対等に学問ができる人はたくさんいて、世界に羽ばたく人もいるのに、その後東大に帰ってこない人がとても多い。それを「残念だな」と思っていたのです。

でも、この祝辞についても、「自分が女として扱われなかったことを恨んでいるのだろう」「わたしは女として得していますけど?」といった反論が、女性の側からあったことが興味深かったのでした。

さらに、「お祝いの場でそんな表現はどうなの?」という意見まで。彼女は東大入学式の祝辞は多くの人に聞かれるという前提で、表現の場として使ったわけで、「そんな意見もあるんだ」ととても驚きました。こうした批判をした人が学生当人ではなく、保護者だというのも面白く思いました。

いわゆる「社会通念」と個人の意見がぶつかったとき、「社会通念」を優先すべきという考え方は、日本社会では根強いものです。平成が終わる最後の最後でもまだそんな感じで、日本という国や社会の根底にある、本質の一部を垣間見たような気になりました。

わたしはこれを、日本の大衆の反応を示すサンプルとして、象徴的な例ではないかと考えています。

106 日本人は「少数派であること」を、心地よく感じない

「自己肯定感」に話を戻すと、こうした「社会通念」に沿った意見、または個人の意見を持つことが、自己肯定感のあり方に関係しているとは一概にはいえません。

たしかに、上野先生の言動を見ていると、あんなにバッシングを受けても公式の場を使って自分の考えを表現できる人は、自己肯定感や自己効力感が高いように思えます。

その意味では、つい社会通念に従ってしまうのは、もしかしたら自己肯定感の低さの現れのひとつなのかもしれません。

ただ、はっきりいえるのは、みんなと一緒であることに心地よさを感じるタイプはとても多いのだということ。日本では、社会通念に対して自分の意見で一石を投じることをしづらいタイプがやはり多いのかなと思います。

表現を変えるなら、「少数派であること」を心地よく感じない人が多いということですね。

わたしはとくに、上野先生と親しいわけでも関係性があるわけでもありません。ただ個人的に、自分の頭でしっかり考えたことを社会に対して表現できることに、尊敬の念を感じたのです。

そしてまた、自己肯定感が「高そうに見える」人に対する、風当たりの強さのようなものを感じた印象的な出来事でもありました。

107

「ずるい」と思うのは、自分にも手に入る可能性があるから

自己肯定感が高いように見える人に対する反応には、多かれ少なかれ「妬み」の感情も潜んでいるかもしれません。自分に不満やネガティブな感情があるとき、人は他人のことを「ずるい」「うらやましい」と感じるものだからです。このとき脳では「前部帯状回」という、痛みや矛盾を処理する部位が反応しています。

では、いったいどんなときにもっとも強く「妬み」の感情が引き起こされるのでしょうか。それは、自分にも手に入れられる可能性があると感じるときです。

例えば、一流のアスリートやスーパーモデルを見ても、嫉妬の感情は湧き上がりません。なぜなら、生まれ持った身体的な能力や才能が違い過ぎて、「別の世界の人間だ」とか、「追いつけるわけがない」などと思って即座に納得できるからです。

しかし、頭のよさなどについてはそうはいきません。相手がどれだけ優れた思考力を持っていても、直接目にすることができないこともあり、「自分にもできるのではないか」と感じてしまうからです。

そして、その思いがかなわないと知ると、「なぜあんなやつが」という感情に変わってしまうのです。

これを、専門的には「獲得可能性と親近性の差」といいます。要は、手に入りそうなのに獲得することができない。それなのに、身近な者がそれを獲得していると、強い「妬み」の感情が生まれるわけです。

でも、他人に嫉妬していても、ほしいものを獲得できるわけではありません。だからこそ、嫉妬のメカニズムを理解し、その感情にとらわれないようにすることが大切なのです。

108 調子に乗ったやつを許さないのは日本の闇であり力でもある

「妬み」の感情が集団のなかで現れると、いわゆる「調子に乗っている」を許さないという振る舞いに変わります。その象徴的な例が、数々の不倫バッシングではないでしょうか。

でも、考えてみれば、不倫なんてものは日本にむかしからあるものです。１０００年以上前の源氏物語はいわば不倫の物語だし、万葉集にすら不倫する人が出てくるではありませんか。大海人皇子（天武天皇）と、中大兄皇子（天智天皇）に愛された額田王です。

それほど古来より日本文化に見られ、「いまさら感」がある不倫が、なぜ激しく叩かれるのでしょうか？

それは、自己肯定感が高そうで、好きなように生きているように見える人が集団のなかにいると、団結できないからです。仮に、その人の話すことが正論であっても、世論として「この社会では黒を白というのだ」となれば、その人は排除されてしまう。

いまの日本は、とりわけそんな社会通念のほうが優先される社会なのです。

それは悪いことばかりでもありません。集団で団結するときの日本人のパワーは、かつての高度経済成長に代表されるように、ほかの国の人には真似できないエネルギーを秘めています。

ただ、現在のようにグローバル化した世界では、自己肯定感や自己効力感が低いことで、個人プレーにおいて脆弱さが出てしまうのが、日本人の弱点になっている側面があります。

現代日本の闇でもあり、日本の力でもある部分。両面あるところが、実に悩ましい部分だと思います。

109 他人の不幸を願うと、記憶を貯蔵する「海馬」が萎縮する

「あの人はずるい」「あの人がうらやましい」という嫉妬の感情が増していくと、他人の不幸を強く願うようになっていきます。

このことが恐ろしいのは、自分では意識していないつもりでも、知らぬ間に他人の不幸を願うようになってしまうこと。他人に対して「負ければいいのに」「失敗すればいいのに」と思うことが思考のクセになり、またそのような人間になっていくということです。

脳の「内側前頭前野」という部分では、人の感情に対して「評価」を行っています。そして、脳が「これは悪い思いだ」と判断したとき、コルチゾールというストレスホルモンが分泌されます。

コルチゾール自体は、糖やタンパク質の代謝や血圧をコントロールする、生体にとって欠かせないホルモンです。

ただ、コルチゾールが分泌され過ぎると、新しい記憶を貯蔵する役割を担う「海馬」という部分が萎縮することが、研究であきらかになりました。

つまり、他人の不幸を願っていると、記憶力が衰えていき、脳や心身に悪い影響をおよぼすということ。どれだけ他人の不幸を願ったとしても、自分にだけ悪い結果がやってくるというわけです。

110 好きなことで生きていくなら、引きこもりでも構わない

他者を判断したり評価したりするのではなく、自分の考えと戦略で、「自分の幸せ」に集中していく――。そんな生き方ができれば、「うまくやっているように見える人」のことなんて、気にもならなくなるでしょう。

例えば、いま世間ではニートや引きこもりが問題とされています。でも、引きこもっていても仕事はオンラインでできるし、実際にかなり稼いでいるニートもいます。つまり、これもみんなと違う働き方や振る舞いをすることで責められる現象なのかなと感じます。

堀江貴文さんは「好きなことだけで生きていける」といいますが、わたしは「ニートや引きこもりって、その先駆者では？」と感じます。なぜなら、嫌な人とかかわらず、好きなことだけをして生きているわけだから。

そんな人たちはこれからも増えていくでしょうし、本人もまわりも困っておらず、ちゃんと暮らしていけるのなら悪いことでもありません。そもそも、仕事はどんどん機械に置き換わっていきます。

ニートと呼ばれる人の多くは、わたしと同じくらいの世代です。社会に出るときに就職氷河期でつまずき、「会社に入らなくていいや」となった人たち。そんな人たちが、戦後はじめてわたしの世代で登場しました。「明日は今日よりも暗い」時代の洗礼を浴びたはじめての世代でした。

背景には、小泉改革や新自由主義の波をもろに被って、突然「負け組」にされたことがあります。そのとき「自己責任だ」と責められたものですが、単に構造改革の波を被っただけ。なにも彼ら彼女らが自己評価を落とす必要などないのです。

111

他者にあやつられないためにも、「格差」のせいにしない

現在は、以前にも増して「格差社会」といわれます。経済格差や世代間格差をはじめ、学歴、知識、地域、男女間……など、この世には本当にたくさんの格差が存在します。むしろ、格差がない社会など存在しないでしょう。

でも、だからといって、「格差は許せない」「この格差社会をなんとかしろ！」と声高に叫ぶ学者や政治家、文化人の一方的な言動にはあまり賛同する気になれません。もちろんすべての人ではないですが、そのような発言をすることで、大衆の味方であることを装い、ビジネスにしている場合もあるからです。

あまり深く考えず、ただ善意から「格差反対」を声高に唱えているパターンもあるかもしれませんね。

いずれにしても、本書を読んでいただいている方には、そうした他者の言動にコントロールされないためにも、なるべく格差のせいにしない生き方をしてほしいなと思います。

実は、他者の言動にコントロールされると、「心が楽になる」という側面があります。そうして楽なほうへ楽なほうへと気持ちが流れていくことで、本当は自分にあったはずの未知なる可能性を閉ざすことにもなりかねないのです。

生まれてきた時代や、いま置かれている立場を嘆いていても、よいことはひとつもありません。むしろ自分の可能性を奪うという意味では、有害な考え方といえるでしょう。

格差のせいにすれば楽かもしれない。でも、格差のせいにしたら、そこで終わってしまうのです。

112 努力していると洗脳されやすい

日本人は努力が大好きです。ほかの国々でも努力の大切さは唱えられますが、日本ではまるで「努力信仰」とでもいうほどの強い傾倒がうかがえます。

農耕民族として何世代にもわたり自然災害を乗り越えてきた日本人は、みんなで協力しながら、勤勉にこつこつと道を切り開いてきました。ズルをして集団の調和を乱す者がいれば、「村八分」にして排除しました。

そんな傾向を強く有する遺伝子が、現代を生きるわたしたちにも脈々と受け継がれているのです。

「結果は悪くても努力したことが大事なのだ」

そんなふうにいわれたことがある人も多いでしょう。

しかし、わたしは、気をつけるべきはこの「努力信仰」だと考えています。なぜなら、努力すればするほど気持ちよくなり、結果を顧みずに「つらいことに耐えてがんばったから素晴らしい」という考え方に容易に変わり、その努力こそが搾取されるからです。

このとき、脳では前頭葉の「内側前頭前野」が、「自分はよいことをしている」と判断します。それにより報酬系が活動し、強烈な快感を生み出しているのです。

そんな「努力中毒」に陥ると、冷静な思考ができなくなって他人に洗脳されやすくなります。また、寝食がいい加減になり、睡眠不足になることで自分を制御できなくなり、他人にコントロールされやすくなっていく。ブラック企業や一部の新興宗教などでは、そんな罠にかかった人がたくさんいます。「がんばっているわたしは素晴らしい」と思わされているわけです。

努力自体が素晴らしいのではありません。自分が望む結果を得るために、努力することが大切なのです。

113

誰かの役に立つとやる気が高まる

自分の得意なことにフォーカスしていると、まわりの人の役に立てたり、まわりの人もそれぞれ得意なことができたりするので、みんなからよろこばれます。

そして、自然とその仕事への「やる気」が高まっていきます。

なぜなら、脳は「社会的報酬」を得ると、神経伝達物質であるドーパミンが大量に分泌され、快感を覚えるような仕組みを持っているからです。

実は、こうした「誰かの役に立てた！」という社会的報酬による快感は、性欲や金銭欲を満たしたときの快感を上回るほど強いとする説もあります。

もちろん、誰かの役に立つことが気持ちよくて、それ自体が目的になってしまったら本末転倒。でも、自分が「やりたいこと」や「得意なこと」をすることが、相手の役に立つことにもつながるなら、これほどよいことはありませんよね。


そこで、自分が取り組んでいることに「やる気」をあまり感じられなくなったときは、考え方を変えて、「自分だけでなく誰かのためにもなっているだろうか？」と問いかけてみてください。

いまの状況を打開していくための、大きなきっかけになるかもしれません。

114 よい想像をするだけで、脳はよろこびを感じる

やる気を高めるドーパミンは、実はよい想像をするだけでも分泌されます。

わかりやすい例が恋愛です。恋愛をすると、相手を思って胸が高鳴ったり、駆け引きなどもあったりとよい意味で脳が刺激され、やる気や生きる意欲が高まっていきます。

相手を思ってドキドキできるなら、片思いでも単なるあこがれでも構いません。もっといえば、別に恋愛のように相手がいなくても、自分自身によい想像ができればいいのです。

例えば、「自分ってすごい！」と想像するのでもいい。大きなプロジェクトが成功したり、難しい資格試験に合格したり、ダイエットがうまくいって美しい服を着こなしていたり。

そんな自分の姿を想像し、そんな自分をほめてくれる他者を思い浮かべるだけで、ドーパミンはどんどん分泌されます。

よい想像はいつでもできます。そして、どうせなら強い感情で想像しましょう。そうしていると自然と笑顔になり、まわりの人の反応も変わってきます。

よい想像をすることは、脳をよろこばせて、自分で自分の人生をハッピーにしていく、とても簡単で確実な方法なのです。

115

恋愛できないのは、脳が合理的にブレーキをかけているから

最近は社会的、経済的事情から結婚をしなかったり、子どもを産まない選択をしたりする人が増えています。仕事が忙しいことや、生活するのに精いっぱいで、恋愛自体が二の次になっている事情もあることでしょう。

もちろん、そうした選択は尊重すべきものです。ただ、生物の生殖本能という観点から考えると、気になる相手に恋をしてしまうのがふつうの状態ともいえます。そうなっていないのは、脳が本能にブレーキをかけているわけです。

47ページでも述べましたが、この働きを担うのが、脳の前頭前皮質にある「ＤＬＰＦＣ（背外側前頭前野）」という部分です。この部分は、計画性、論理性、合理性などを司り、いわゆる「知能」が高い人ほど、この部分が働きやすくなります。

つまり、冷静に相手を見極めるのはいいのですが、ＤＬＰＦＣの働きが過剰になると、せっかく相手に愛情を感じても、すぐその気持ちを否定しかねないのです。

「好きなタイプだけど、フリーランスは将来が心配」

「気が合うけれど、彼は社交的だから遊ばれるかもな」

そうして自分では賢明な判断をしているつもりでも、結果的に出会いの機会を逃していることがあります。

最近では、将来産む子どもを優秀にするために優秀な遺伝子を選ぶなど、結婚や出産をより戦略的に考える人も増えました。

繰り返しますが、そうした選択は尊重すべきです。ただ、そうした振る舞いによって、かえって愛情を共有する機会が減っていることが、現在の少子化の背景のひとつにあると思うのです。

116

日本人は、熱しにくく冷めにくい

恋愛に対して脳がブレーキをかけていることに加えて、もうひとつ恋愛できない理由があります。

それは、「あえて恋愛しない」と決めているからで、要は「いまのままで幸せだから、別に恋人がいなくても、結婚しなくてもいいかな」と考える場合です。

これもひとつの選択ですが、こうした考え方をするタイプが、日本人には特徴的に多いと見られます。

人間が恋愛などで行動を起こすときに大きな動機となるのが、快楽物質と呼ばれる「ドーパミン」の働きです。なんらかの刺激を受けると、このドーパミンが脳に分泌されることで快感や幸福感が得られます。

そして、脳のなかには、ドーパミンを受け取るための「ＤＲＤ４」という受容体があります。

この「ＤＲＤ４」にはいくつかのバリエーションがあり、簡単にいうと、「ＤＲＤ４」のサイズが長ければ、快楽を得るためにドーパミンを大量に必要とします。これが、いわゆる「熱しやすく冷めやすい」タイプです。

ただ、このタイプは日本人には１００人あたり１％程度しかいないといわれており、残り99％のうち、約６割が「ＤＲＤ４」のサイズが短く、約4割が中程度の長さになります。

ちなみに、「ＤＲＤ４」のサイズが長い人は、スペインで18％、スウェーデンで16％、デンマークで14％というデータがあります。

つまり、日本人の大多数はほかの国々と比べて、少しの刺激で満足しやすい「熱しにくく冷めにくい」タイプだということ。こうしたことからも、「恋愛できない」人がかなりの割合でいると推察できるのです。

117

人を悪くいわなければ、どんなに悪い状況も打開できる

悪い状況というものは、どんな人にも等しく降りかかるものです。がんばって取り組んでいたことを誰かに邪魔されたり、不運が重なったり、突然潮目が変わったりすることもあるでしょう。

そうした状況は、わざわざ人を選んで起きているわけではありません。

ここにこそ、いつもうまくいく人の行動の秘密が隠されています。それは、すぐに人のせいにしたり、人のことを悪くいったりしないということです。うまくいく人は、絶対にまわりにいる他人や環境や運命を言い訳にしません。

なにかのせいにするのはとても簡単です。しかし、それをしても一時の気は晴れるかもしれませんが、状況も自分もまったく変わりません。いってみれば、時間の無駄なわけです。

でも、「人のことを悪くいわない」と心がけるだけで、すべての出来事を、自分の成長のための力に変えていくことができます。うまくいかないことをなにかのせいにしないだけで、「なら、わたしはいまどうすればいいだろうか」「この状況でも活用できるものはないだろうか」と、思考や発想がどんどん広がっていくのです。

そうした人にこそ、チャンスはすぐにめぐってきます。そして、そんな考え方や生き方こそが、脳を若々しく保っていく面でもとても大切なことなのです。

118

はっきり文句をいうことで、自分の「ブランド」が磨かれる

人の悪口はあまりいわないようにすべきですが、わたしは、本当に腹が立ったときはなるべくがまんせず、逆に直接相手に文句をいってしまいます。

もちろん、感情のおもむくままではなく、がまんしたほうがいい場合もあるのでケース・バイ・ケースですが、必要なときは臆せずはっきりと文句をいうようにしているのです。

129ページで、ブランドの効力について述べましたが、実は「文句をはっきりいう」ことも、ブランド力のひとつだとわたしはとらえています。

要するに、変にコントロールしてこようとする人がいた場合に、「あなたには搾取されませんよ」というメッセージを明確に伝えるということです。

「わたしはその対象ではない」と、自分という存在を明確に表明することが、あなたのブランドになっていきます。

コミュニケーションというのはやはり他人との関係なので、嫌なときははっきり文句をいって自分の姿勢を明確にしておかなければ、いつまでも他人にいいように振り回されてしまいます。

自分の人生を生きたいのなら、できるだけ対等な関係を心がけるべきなのです。

119

侮られてはいけない

どんなときも、相手と対等であること。
これは大切な姿勢であるものの、組織のなかでうまく生きていく場合には、役に立たない面もあるでしょう。黙って集団の力学のなかに巻き込まれていくほうが、有利になる場合はあると思います。

しかし、必ずしも団体や集団のなかだけで生きていくわけではない人なら、なるべく「侮られない」ようにすべきです。こちらから攻撃的になる必要はありませんが、相手が失礼な言動をした場合には、相手の弱点や後ろめたい部分を突くだけで十分なダメージを与えることができます。

女性ならば、セクハラなどの行為をしてくる相手には、冷静に痛いところを突けばいい。

例えば、なにかされたとしたら、「あなたセックスレスですか?」と聞いてみる。「奥さんに相手にされていないんですね」といってもいいかもしれない。すると、相手はたじろぎ、そのあとは少なくともセクハラする気は失せるでしょう。

やり方はいろいろあるでしょうし、もっときつい方法でもいいのですが、とにかく相手には侮られないようにすること。

あたりまえですが、世の中は他者に対して優しくしてくれる人ばかりではありません。そうでない人には、それ相応の対応をする必要があるのです。

120

利他的な行動をするだけで、自己肯定感は高まっていく

自分だけでなく、まわりも利益を得られるように振る舞っていると、他者から評価されることは増えていくでしょう。

そして、そんなときの評価や「ほめ言葉」によって、脳の「報酬系」が刺激されます。

人間の脳には快感を生み出すことにかかわる部分がいくつかあり、それらが刺激されることで大きなよろこびを感じます。自然科学研究機構生理学研究所の定藤規弘教授の研究によると、そのよろこびは、たとえほめ言葉だけでも、現金を受け取ったときと同じようなよろこびを感じることがあきらかになりました。

このとき、脳では前頭葉の「内側前頭前野」という部分が、「自分は素晴らしい」「自分はよいことをした」と判断しています。

そして、ここがポイントですが、これは他者にほめられなくても、自分でよい評価をするだけで快感を得られることがわかっているのです。ましてや、そこに他者からの評価が重なれば、さらに強いよろこびを感じることができるでしょう。

つまり、利己的に行動するよりも利他的に行動するほうが、人間は大きな快感や自己肯定感を得ることができるということ。

もちろん、利他的に振る舞うと人間関係も円滑になっていくため、よりよい結果を生み出す好循環をつくることができるのです。

121

人はなにかをされると、「お返し」がしたくなる

利他的に行動することのよい点を紹介しましたが、ここでひとつ知っておきたいことがあります。それは、人は誰かから助けられたり、なにかを与えられたりしたとき、それに対して「返したくなる」性質があることです。

これは、文化人類学などで「互酬性」と呼ばれる概念です。例えば、なにか贈りものをいただいたとき、「お礼を返さなければ」と思いますよね。つまり、そうした「報酬を与え合う社会関係」に入ることを指しています。

また、こうした人間の性質を利用できるからこそ、ビジネスでは試供品や試食が配布されます。

でも、こうした利他的な行動は、相手にとっては押しつけになったり、「借りをつくってしまった」と思わせたりすることにもなりかねません。お礼を返さないでいると、「あの人は常識がない」「あの人は失礼だ」とまわりからみなされるような、一種の社会的制裁も存在します。

利他的な行動をすることは、相手はもちろんのこと、自分にとってもよいことですが、場合によっては相手に負担をかける可能性があることも心の片隅に置いておきたいものです。

122

最終的に生き残るためには、ひとり勝ちしない道を選ぶ

　世界にはいま、種として絶滅の恐れがある「絶滅危惧種」と呼ばれる動物たちがいます。クロサイもその種のひとつで、環境の変化や密猟の横行などで数が激減し、世界的に懸命な保護努力が続けられています。

　クロサイにとって青天の霹靂だったのは、「ヒト」の存在でした。クロサイは個体としての戦闘能力が非常に高く、成体になると生存の危機に陥ることがほとんどないといわれるほど強靭な生物です。まさに、「ひとり勝ち」できる強さを持った動物だったのです。

　そのため、クロサイは進化の過程で、群れをなさない方法を選びました。たくさん子どもを産んでも、赤ちゃんのときにライオンやハイエナに襲われるため、数を少なく産み育て、確実に成体へ育ったほうが生存確率は高くなるからです。

　しかし、ヒトの環境破壊のスピードだけは、クロサイの環境適応のスピードを圧倒的に上回りました。それまでの環境において最適に適応してきた結果、環境自体の激変に耐えることができなかったのです。

　わたしは同じことが人間社会にもいえるのではないかと感じています。ある時期にどれだけ栄華を極めても、ひとり勝ちしたような人や企業は、その後必ず衰えます。最終的に生き残るのは、自分だけ勝ち過ぎないようにまわりとうまく共存し、まわりも生き残れるようにした人や企業なのです。

　ひとり勝ちすることで得られる類の「自己肯定感」も、長続きしません。他者を思いやり、その力を生かせるからこそ勝ち続けることができる。そして、真の自己肯定感も得ることができるのでしょう。

123

人は「幸運な人」と、「不運な人」にわかれている

運がよい出来事と悪い出来事は、誰にでも平等に訪れるもの。そんなふうに思っていませんか?

理論上はたしかにそうです。幸運と不運をコインの裏表が出る確率で考えると、「表（＝幸運としてプラス1と計算）」が出る確率と、「裏（＝不運としてマイナス1と計算）」が出る確率はそれぞれ50％なので、コインを投げ続けると、一時的にどちらかに傾いても、最終的にはプラスマイナスゼロ近辺で調整されるはず……。ただし、ここで注意すべきポイントがあります。確率の計算では、あくまでコインを「永遠に」投げられるのが前提となっていることです。

でも、わたしたちの人生は有限です。コインを1万回しか投げられない人もいれば、10万回投げられる人もいる。つまり、幸運か不運かのどちらかに傾いている状態で、人生が終わる場合があるということなのです。

さらに確認しておきたいのは、表と裏が出る確率は試行のたびに50％ずつだということ。裏が続いたからといって、「そろそろ表が出る」とは限らず、前回の結果に左右されるわけではありません。例えば、表が出続けても裏が出続けても、まったくおかしいことではありません。

このように考えると、運に対する考え方が変わってきませんか?　1回ごとの確率は50％で同じでも、限定された範囲（時間）においてとらえると、幸運か不運か、どちらかに偏るのがむしろふつうの状態なのです。

「人生の帳尻は合うようにできている」というのは、それもまた真実かもしれませんが、論理的に考えると、人生は不公平であることがふつうなのです。

124

幸運な人には幸運が、不運な人には不運が起こりやすい

「いくら人生が有限でコインは前回の結果に左右されないといっても、確率は50％ずつなのだから、さほど大きな差にはならないのでは？」

そう考えることもできます。でも、残念ながら現実のわたしたちの人生はけっしてそのようにはなっていません。

それまでの結果に関係なく、次に起こることとの確率が決まる過程のことを、解明したロシアの数学者にちなんで「マルコフ過程」と呼びますが、人生にはこの「マルコフ過程」が該当しないことがとても多いのです。

身も蓋もない話をすると、例えば学歴がそう。いったん高学歴を得ると、将来的に高収入の仕事に就く可能性が高まります。もちろん、あくまで可能性の話であり、あてはまらない人はたくさん存在しますが。

ただ、高学歴によって得られる人的ネットワークや、自分に対する健全な自信なども含めると、成功する可能性を高める要素が手に入るのは事実です。

つまり、現実の人生においては、いったん幸運や勝利を得ると、次はその結果をリソースにして、次の勝利の可能性を高めることができるわけです。

もちろん、そうした差を是正するには、税や福祉をはじめ社会制度や政治による調整も必要となるでしょう。

ただ、ここでいいたいのは、あくまで一個人として自分が望む幸福を得るために、「幸運や勝利の確率をどのように上げていくか」という視点を持つことが必要だということです。

125

勝率を高めるには、「言語性知能」を鍛える

では、自分の目標に向かって勝率を高めていくには、いったいどうすればいいのでしょうか？　わたしがおすすめする方法は、ずばり「知能」を鍛えることです。

「知能？　それが簡単にできたら苦労しないよ」

そう思われるかもしれませんね。しかし、これはけっしてＩＱのような特殊な知能のことではないのです。

まず、知能には大きく「言語性知能」と「非言語性知能」があります。前者は、読書や勉強などで身につけた知識や、積み上げてきた経験を指します。教養なども、まさにこの言語性知能にあたります。

たとえ読書をあまりしない人でも、映画や音楽を楽しんだり、仕事を通じて経験を積み重ねたり、人とコミュニケーションしたりしているはず。それをより意識してこつこつと積み重ねていこうと心がけると、言語性知能が鍛えられていきます。

そして、この知能こそが、まさに成功体験を次に生かすためのリソースになるものなのです。

一方、非言語性知能は、未知の状況にも柔軟に対応できる知能のこと。このレベルは生まれつきある程度決まっているとされ、伸ばすことは難しいものです。

でも、不可能ではありません。例えば、脳で短期的に記憶を蓄える「ワーキングメモリ」を広げる訓練（日常のちょっとしたことを頭で記憶する）などで鍛えることが可能です。いずれにせよ、読書や学びの経験、交流の機会などを意識的に増やしていき、言語性知能を鍛えることで、勝率を高めることができます。

そして、それは誰にでも開かれている方法なのです。

126 何歳になっても、読書で「言語性知能」は伸ばせる

どんな人でもいまから鍛えることができる「言語性知能」について、もう少し説明します。

言語性知能は、簡単にいうと脳の「側頭葉」というう部分にたまっていく記憶のデータベースのようなものです。ここに知識や経験が蓄えられていきます。

そして、この記憶のデータベースをうまく使いこなすのに必要なのが、前頭前皮質にある「DLPFC（背外側前頭前野）」という部分。ここでアイデア同士を結びつけたり、損得を計算して取捨選択をしたりします。つまり、過去に学んだ知識や経験を、いま目の前にある課題に応用することで、アイデアはいくらでも生み出せるというわけです。

もちろん、知識や経験を蓄えていく力（学習能力・スピード）自体に個人差はあります。それでも、言語性知能は何歳からでも伸ばしていくことができるため、よりよいアイデアもいつからでも生み出せます。

年だからといって、あきらめる必要などありません。

では、どのようにして言語性知能を伸ばしていけばいいのか？　様々な方法がありますが、有効な方法のひとつが「読書」です。文字通り、言語によって情報が凝縮された本は、言語性知能を鍛えるうえで最適なツールです。ネット上の情報でもいいのですが、本は複数人のチェックを経ているのがいいところです。

小説でもノンフィクションでも好きなもので構いません。そこに書かれた発想やアイデアを自分が生きている現在に置き換えて、生かしていけばいいのです。

「自分には発想力もアイデアもない」と落ち込まずに、まずは本を手に取りましょう。そして、人類が培ってきた偉大なリソースを存分に利用していきましょう。

127

本のなかにだけは必ず味方がいる

「でも、その読書が苦手なんだよなあ……」

そんな人には、ここでぜひ本に対する考え方を少しだけ変えてみてほしいのです。

例えば、あなたにはこれまで親や先生たち、また仕事を教えてくれる上司や先輩たちがいたと思います。生涯の師と呼べるような、素晴らしい人と出会えた幸運な人もいるかもしれません。

でも、多くの場合、そんな人と出会う機会はかなり限られているのではないでしょうか?

また、たとえ素晴らしい人が近くにいたとしても、自分と合うかどうかはまた別の問題。

しかも、その人にはその人の人生があるわけなので、必要以上に自分に時間を割いてくれるのを期待するほうが無理というものでしょう。

でも、本は違います。本のなかには、世界中のあらゆる優れた人の業績が詰まっています。本を「先生」と考えたとたん、あなたの人生の可能性は広がっていきます。たとえ周囲に誰も味方がいなかったとしても、本のなかにだけはあなたの味方が必ずいます。そんな本を自分の師として持ち、学び、生きる力をつけていけばいいのです。

本は読む者を選びません。読むのもやめるのも自由。自分の置かれた状況に従って、いつでも好きなように学んでいくことができます。このように見方を変えれば、本を利用しない手はないのではないでしょうか。

人それぞれの目標を達成するためには、誰かの協力を得ることが必要不可欠です。そして、本はいつでもあなたの強い味方になってくれるでしょう。

128

真似をして身につけるのが、脳の基本的な学習プロセス

読書の効用について書きましたが、ただなにも考えずに人が書いたものを読んだり、コピーして適当に加工したり、発表したりしていてはけっして頭はよくなりません。

しかし、優れた作品を模倣したり、美しい文章を書き写したりすることで、その作品の本質や構造を理解することができ、自分の血肉となっていきます。そうしたプロセス自体が学びとなって、本物の力になっていくわけです。

「人の真似ばかりするな」ともいわれますが、「真似」をすることはけっして悪いことでもなんでもありません。

思えば、わたしたちが子どものころに言葉を覚えたのも「真似」がはじまりです。親やまわりの人が話す言葉を聞き、それを「真似」することで覚えたはずですよね。なにか新しいことを身につけるために「真似」をすることは、脳の基本的な学習プロセスなのです。

そこで、いま仕事などでアイデアを生み出すことを求められている人は、まずその分野の優れた業績を「真似」することをおすすめします。優れた先人の仕事でもいいし、デキる先輩の仕事でも構いません。

文章を書き写すなどの作業は一見非効率なように思えますが、実際に手を動かし、「真似」をしてはじめて気づけることもたくさんあるはずです。

よいアイデアを出そうとしてひとりでウンウンと唸っていても、苦しくなるだけ。それよりも、どんどん「真似」をしていくことで、結果的に学びの速度をあげることができるでしょう。

129 知識をすぐに引き出すには、とにかく「人に話す」こと

「言語性知能」を鍛えることの重要性を理解してもらえたかと思いますが、こんな疑問を感じた人もいるのではないでしょうか。

「どれだけ知識を蓄えても、必要なときにその知識を引き出せなければあまり意味がないのでは？」

たしかに、「あのとき読んだのはなんだったっけ？」という状態では、実践的に知識を生かすことはなかなかできません。では、どうすれば覚えたことを「生きた知識」としてすぐに引き出せるようになるのでしょうか？

まず、ひとつの方法として、本なり資料なりを「繰り返し読む」ことです。同じ知識に触れる回数が多ければ多いほど記憶に定着するからです。

ただし、これは多忙な人にとっては現実的な方法ではない場合もあります。

そこで、もっと時間をかけずにできる方法があります。それが「人に話す」ことです。

覚えたことを忘れないようにするには、とにかくふだんから使うことが大切。とくに「五感」を通じて覚えた知識は、記憶に定着しやすくなります。仕事でも勉強でも、毎日使っている知識が忘れにくいのは、実感としてわかる人も多いのではないでしょうか。

本などで覚えた知識も、人に話してとにかく「使って」みましょう。57ページで述べた「人に教える」にも通じますが、できれば相手を変えて、同じ話（知識）を繰り返し話していれば、知識はかなり忘れづらくなります。

「せっかく本を読んだのになにも覚えていない……」という悩みがある人は、ぜひ試してみてください。

130

行動できる人になるには、「メタ認知」の力を養っていく

知識や経験を蓄えて「言語性知能」はだいぶ高まった。人に話す習慣をつけることで、いつでもそれを引き出せる状態にもなった。それでも、人によっては自分のアイデアを実行できない人がいます。なぜでしょうか？

それは、自分で自分にブレーキをかけてしまうからです。そのブレーキの原因の多くは「恐れ」です。

「こんなことをいったら場が白けるかも」

「わたしにはとても無理そう」

そんなことをつい思って、自分の行動を抑えてしまうわけです。

こんな状態を解消していくには、なにより自分や自分のアイデアを客観視することがポイントになります。いきなり行動に移そうとすると心的な抵抗が強いので、その前に定量的なデータを集めて、判断材料を増やしていくのです。

まわりの人に自分のアイデアを個人的に話し、反応を集めるのもありでしょう。そうしてある程度自分で「いける」となったときに、はじめて行動に移します。いわば、心のブレーキを少しずつ外していくのです。

このように、自分の思考や行動などを客観的に認識することを、脳科学では「メタ認知」と呼びます。

このメタ認知を司るのが、脳の前頭前皮質にある「ＤＬＰＦＣ（背外側前頭前野）」という部分。１４２ページでも触れたように、この部分は、計画性、論理性、合理性などを司り、ここが働きやすい人は「知能」が高いとされます。

賢明な判断や行動は、やはり冷静な「客観視」から生まれるということでしょう。

131

実力が同じなら「見た目」で決まる

わたしたちは、自分で思う以上に、他人を「見た目」や「経歴」などで判断し評価しています。生まれ持った性格や、実際の実力とは直接の関係はないはずなのに、評価の際にかなりの影響を与えてしまうのです。

逆にいえば、もし実力が拮抗していれば、「見た目」がよいほうが選ばれやすいということになります。これを心理学では、「ハロー効果」といいます。様々な分野で言及されているので、聞いたことがある人もいるのではないでしょうか。

例えば、学歴が高いというだけで、人間としてもしっかりしているように思われることがあります（実際は、まったくそうでない場合も多いのですが……）。

ただ、このような人間が持つ性質は、どんな人でも基本的には変わりません。そこで、先の「言語性知能」を鍛えて行動できる人になっていく過程で、できれば「見た目」にも気を配ってみてはいかがでしょうか。

自分だけのオリジナルなスタイルはとても大切なものですが、例えば面接や商談やパーティーなど、「相手が求める姿」になることで有利になる場面も当然あります。そんなときは、自分のスタイルはさておき、人よりも「見た目」に気を配ってみると、相対的に評価が高まるはずです。

「人は見かけによらない」

この言葉に要注意です。たしかに、内面と外見は別のものです。

しかし、「見た目」から変えていくことで、新しい自分になることもまた可能なのです。

132

選択に迷ったときは、自分が「面白いかどうか」で決める

人はある選択に迷うとき、多くの場合、それが「正しい選択かどうか」で悩んでしまいます。たしかに、失敗したくないから迷うわけなので、これは無理もありません。

でも、わたしはそんなとき、自分にとって「面白いかどうか」で決めるのもよいアプローチだと考えています。その理由はいくつかありますが、ここではそのほうが「健康にいい」という根拠を紹介しましょう。

まず、人間の体には心の調子によって働きが変わる免疫系の物質があります。その代表は、「ナチュラルキラー細胞」。この細胞は、インフルエンザなどのウイルスに乗っ取られた細胞を殺してくれたり、がん細胞を減らしてくれたりします。

また、「インターロイキン6」という痛みや炎症をやわらげる免疫系物質も、心の調子によって分泌の度合いが変わります。このように近年、心の状態が健康に与える影響が、様々な研究によって具体的に示されるようになってきました。

それらの根拠からも、ある選択に迷ったときは、自分にとって「面白いかどうか」で決めることで主観的に幸せを感じることができ、免疫系物質のバランスをよくすることもできるといえます。

失敗しないことも大切ですが、もっと幸せに生きたいのなら、自分が「面白いかどうか」という判断基準もぜひ取り入れてみてください。

133

自分は運がいいと決めてしまうと、実際に運はよくなる

ここまで運や勝率を高めていくいくつかのアプローチを紹介しましたが、実は「運のいい人」が実践している、もっとシンプルな方法があります。

それは、「自分は運がいい人間だ」と決めてしまうことです。

「そんな方法は根拠がないいじゃないか」と思われる人もいるでしょう。実際のところ、「自分は運がいい」と決めるのに、確たる根拠も、過去の実績も必要ないわけですからね。なぜ「運がいい」と思うことで実際に運がよくなるのか、もう少し論理的に考えていきます。

例えば、あなたがなにかに失敗したとします。仕事で大きなミスをしたり、パートナーとけんかしたり、どんなことでも構いません。すると、そのとき「自分は運がいい人間だ」と思っている人は、「あれ、運がいいのに失敗した。どこかに慢心や不注意、準備不足があったのかも」と考えることでしょう。

では、「自分はたいして運がよくない」と思っている人はどうでしょうか。「こんなにがんばっているのに失敗した。やっぱりわたしは運が悪いんだ」などと考えてしまうのです。

要するに、同じ失敗という現象でも、その後の対処行動に雲泥の違いが生まれるわけです。「運がいい」と思っている人は、次の失敗をなくしていく機会を自分で引き寄せます。一方で「運が悪い」と思っている人は、次もまた失敗する可能性を高める方向へ進んでしまっているわけです。

こうして幸運は、「自分は運がいい」と決めてしまった人に、どんどん近づいていくのです。

134

「自分は運がいい」と口に出すと、さらに脳に定着する

いったん「自分は運がいい」と決めてしまったら、次は思うだけでなく、実際に口に出していってみることをおすすめします。

156ページで、『五感』を通じて覚えた知識は、記憶に定着しやすくなります」とお伝えしました。

これと同じように、目や耳などの感覚器官をたくさん働かせるほど、大脳深部の「海馬」という部分に送られた情報が記憶として整理され、より定着しやすくなります。

だからこそ、「自分は運がいい」と心のなかでただ思うだけでなく、口に出して聴覚からも情報を入れてみましょう。

加えて、毎日見るスケジュール帳やパソコンのスクリーンセーバーなどにも「自分は運がいい」と記入し、視覚から入れる工夫をするなどしてもいいでしょう。

脳のなかに新しい回路をつくるには、最低でも3週間はかかるとされています。最初はちょっと恥ずかしいかもしれませんが、3週間を目安に試してみる価値はあると思います。

そして、ひとつのことを3週間続ければ、それがひとつの新しい習慣になっていき、さほどの苦もなく、それからも継続していけるはずです。

135

運がいい人と一緒にいるだけで、少しずつ運がよくなる

あなたのまわりには、「あの人は運がいいな」と感じる人はいますか？　もしそんな人がいて、一緒にいるのが苦でなければ、ぜひ仲よくなって行動をともにしてみてください。

実は、それだけでもあなたの運はよくなっていくかもしれません。

26ページでも述べたように、脳のなかには「ミラーニューロン」という神経細胞があります。この神経細胞は自分が行動するときだけでなく、ほかの個体が行動するのを見たときにも活発化します。

つまり、ほかの人のある行動を見たときに、自分も同じ行動をしているかのように反応する。まさに、「鏡」に映る自分の動きのように感じるというわけです。

このような働きから、ミラーニューロンは人間が他人の気持ちを理解し、共感できる能力にかかわっていると見られています。他人の行動の意図や目的を理解し、その背景にある理由（よろこびや悲しみなどの感情もそのひとつ）まで読み取ることができるのです。

そこで、運を高めていきたいと望むなら、自分でそう思って口に出すだけでなく、「運がいい人」となるべく行動をともにし、その人の言動をよく観察してみてください。すると、まるであなたがそうした言動をしているかのように、あなたのミラーニューロンがどんどん活発化していきます。

そのように過ごしていると、やがてあなたの考え方や価値観もまた、少しずつ「運のいい人」に似てくることでしょう。

136

気持ちに反して がんばらない

終末期医療の患者の緩和ケアに携わるオーストラリアの看護師であるブロニー・ウェアは、かつて自身のブログで、死の間際を迎えた人たちが口にする言葉がたいてい同じであることに驚いたと述べています。

そのほとんどは、後悔の念だったのです。

「もっと自分を幸せにしてあげるべきだった」

「もっと自分の気持ちに正直になる勇気がほしかった」

自分の本当の気持ちに蓋をして、好きでもないことにがんばって時間を費やしてしまった。患者たちは、決まってそのようなことに対する後悔を述べるというのです。

なかでも、多かった言葉のひとつがこれです。

「あんなに一生懸命に働かなくてもよかった」

生活を支えるためとはいえ、それを理由に、仕事ばかりしていた人生。でも、大切な家族とともに過ごす時間こそを、もっと持つべきだった。そんなことを語るそうです。

あたりまえですが、どんな人も時間を巻き戻すことはできません。そして、どんな人にも死は平等に訪れます。訪れたときに気づいても、やっぱり手遅れなのです。

自分の気持ちに反して、がんばって生きてはいけないのです。

137

適切なストレスは、人の力を最大限に引き出す

自分の気持ちに反して生きていると、おのずとストレスがたまっていきます。そうしたストレスは、健康や適切なパフォーマンスを出すうえで大敵になるため、なるべく避けなければなりません。

ただ、それはそのとおりなのですが、逆にストレスがなさ過ぎてもやる気を出すことはできないのです。

ラットを用いた実験では、ある一定の罰を与えたラットのほうが、そうでないラットよりも作業効率が高まることがあきらかになっています。心理学者のロバート・ヤーキーズとJ・D・ドットソンが発見したものので「ヤーキーズ・ドットソンの法則」と呼ばれます。

自分の本当の気持ちというものは、意外と客観視するのが難しいもので、それがわからなくても日々の生活には支障がないため、なんとなく過ごしてしまい時間ばかりが過ぎ去りかねません。

そこで、いまなにをするにもやる気が起こらなかったり、思うような生活を送れなくて悩んだりしている人は、自分に「適切なストレス」がかかっているかをチェックするといいかもしれません。

無用なストレスは必要ないし、ストレスがかかり過ぎるとよいパフォーマンスは出せません。

しかし、適切な目標や、具体的な締め切りなどを設定することで、人の力を最大限に引き出すことができるのも事実なのです。

無理にやる気を出そうとするのではなく、外部から少し緊張感を与えてやることで、不調を打開するきっかけになることもあるのです。

138 少しずつストレスレベルを上げていくことで、成長できる

人の体は基本的に安定した状態を保とうとします。例えば、いったん体内にウイルスが侵入すると、それと闘うために免疫細胞が活発化しはじめます。同じように、先に述べた「適切なストレス」がかかると、脳はシナプスをつくりはじめます。

では、どの程度のストレスが「適切なストレス」といえるのでしょうか？　これについては、それぞれ個人差があって一概にはいえません。そこで、自分にとって適切なストレスのレベルを知ることが大切になります。

ポイントは、自分にとって「ちょっと大変かな」「でもなんとかなるかな」というくらいのストレスを与えること。

ときには根性を出してみることも必要かもしれませんが、そうして無理してがんばっていると、結局は燃え尽きたり、ひどい場合はうつ病などになったりすることもあります。

そこで、ストレスのレベルは徐々に上げていくことをおすすめします。例えば、今日15分走ったのなら、明日は20分走ってみる。今日10個の英単語を覚えたのなら、明日は新しく11個の英単語を覚えていく。そのようにこつこつと続けていけば、大きな反動もなくストレスレベルを上げていくことができます。

自分にとって困難な状況に立ち向かい、それを越えていくときに人は成長していくものです。

ふだんから小さなストレスによって練習をしているからこそ、いざというときにしっかり力を出し切れる人になっていけます。

139 どんな人にも、やればできる力が備わっている

脳をうまくコントロールすることで、健全な自信や自己肯定感を持って生きていく方法を紹介してきました。

そうした「自分の力に自信を持つこと」を、一言でわかりやすくいえば、わたしは「やればできると自分の力を信じる」ことだと思います。

これは、「なんとかなるさ」というただの楽観的な態度ではありません。また、「自分は優れているのだ」と思い込むことでもないでしょう。

むしろ、時間をかけてきちんと準備し、できることを続けていければ、どんな人でも「やればできる」と考えられるということです。

このように考えると、ひとりでもチームでも、様々な困難に立ち向かっていけます。「やればできる」と強く信じていると、よい結果が出ないときでも無用に落ち込むことなく、現実を受け入れ、最適かつ合理的な対処をすることができます。

そして、そのような冷静な態度こそが、不測の事態にも対処できる強靭な精神を育んでくれるでしょう。

ぜひ、みなさんもこれからの人生を、「やればできる」と考えて生きてみてください。きっとこれまで無理だとあきらめていた目標にも、一歩一歩近づいていくことができます。

新たな可能性が、少しずつ広がっていくはずです。

140

自分の嫌いなところは、自分がもともと持っている「才能」

自分の嫌いなところをはっきりということができますか？　実は、この「はっきりということができる」という部分がポイント。なぜなら、それができるのは、自分で明確に「気づいている」ということだからです。

そしてわたしは、そんな自分の嫌いなところは、自分がもともと持っている資質であり、新しい自分を発見する手がかりであり、場合によっては才能ですらあると考えています。

自分の資質に気づくと、それがいま置かれている環境となぜ合わないのか、どうすればいいかを考える貴重な機会になります。直したければ直していけばいいし、難しくても、ある程度の修正はできることでしょう。

そして、ここが大切なところですが、そうした資質を直すだけでなく、自分の「強み」に変えることもできます。先に才能という言葉を用いたのも、そうした意味を込めました。

例えば、どうにも忘れっぽい資質が嫌いだとします。でも、それは同時に、嫌なことから立ち直れる強さを持っているというとらえ方ができます。どちらも真実であるがゆえに、自分で「強み」に変えていけるということです。

どうにも努力することが苦手な人なら、逆に優秀な人に集まってもらうことで、最高のチームをつくる力に目覚めるかもしれません。どんなネガティブに思える資質も、自分の「強み」に変えていけるのです。

自分の嫌いなところは、自分の資質であり、才能である。そうとらえることで、少しずつ自信を持って生きられるようになるはずです。

141

自分の目標を「忘れない」

目標を持って生きることは大切です。この場合の目標は、いわば人生の長期的な道程であり、明確な目標がなければ、人生の道に迷い続けてしまうからです。

そのうえで、もうひとつ大切なことがあります。それが、その目標を「忘れない」こと。

わたしは、どんな人でも人生における目標や、理想をかなえることができると考えています。どんな人でも目標を正しく立てることはできるし、そのための戦略を描くこともできます。

では、なぜ世の中には、目標を達成できる人とできない人がいるのでしょうか?

それは、途中でやめるかやめないかの違いです。どんな分野でもなにかを達成した人というのは、まず自分から「ゲームを降りる」ことがありません。目標にいたるアプローチの仕方を次々と変えることはあっても、自分から目標自体をあきらめることはない。

つまり、目標をけっして「忘れない」人たちなのです。

目標を忘れなければいずれ目標を達成できるというのは、強い信念が人を導くとする精神論ではありません。かつて、「セレンディピティー（ふとした偶然をきっかけに幸運をつかみ取ること）」という言葉が流行りましたが、目標をつねに忘れないことで、「思わぬ発見」や「運よく見つけた出来事」の可能性が高まるのです。

例えば、科学者がときに「思わぬ発見」をするのも、日ごろからつねに目標を忘れずに、地道に実験や観察や考えることを繰り返しているからにほかなりません。目標を「忘れない」ことを貫く——。そうすることで、あなたの可能性は本当に広がっていくのです。

142
人間は、自分の見ている方向へと進んでいく

人間には不思議な性質がいくつもあります。そのひとつが、「人間は自分の見ている方向へと進んでいく」というものです。

例えば、道に迷ったときのことを思い出してください。行き先は知っているのに、あなたはなぜ迷ってしまったのでしょう？　いろいろな理由が考えられると思います。

最初から進む方向を間違えていた。なにかに気を取られ、曲がるべき道を曲がらなかった。知り合いに出会って、予定を変更した……。いずれにせよ、これらには共通点があります。それは、目的地から「目をそらした」ということです。

人生も同じです。あなたがある目標を抱いたなら、それはまさにゴールの旗を立てるような行為です。でも、目標を達成できないことがあるのは、その旗から目をそらしてしまうからなのです。

「流れ星に願いごとをするとかなう」とよくいわれます。実は、わたしはこれを本当のことかもしれないと思っています。流れ星は予告もなく現れて、2秒ほどで終わってしまうもの。そんなわずかな時間に自分の願いごとをするには、ふだんからよほど目標を意識していない限りできないのではないでしょうか。

人間には、自分の見ている方向へと進んでいく性質があります。だからこそ、たどり着きたい場所があるなら、そのことだけを考える必要があるのです。

つねに考え続けられることは、あなたが心底望むもののはず。それをぜひかなえてください。本当にやりたいことなら、あなたは必ずかなえることができます。

143

与えられた持ち札をフル活用すれば、人生を変えていける

100ページで、わたしは「自分に与えられたものを最大限に生かす」ことに、全力を注ぐべきだと提案しました。

たしかに、様々な理由から、日本人は自己肯定感や自己効力感を持ちにくい人たちなのかもしれません。それでも、いまの自分が手にしているあらゆるものを総動員し、活用して生きていけば、人生は確実に開けていくと断言できます。

あなたが生まれたときに、あなたの持ち札はすでに配られています。

このとき、人によっては環境や条件に恵まれないことがあるでしょう。それは否定できない事実です。

しかし、恵まれた持ち札を与えられながらも、それを十分に生かせない人だってたくさんいます。

だからこそ、本当の勝負は、自分が手にしている「持ち札をいかにフル活用して生きていくか」にかかっているのです。

考え方次第で人生はいくらでも楽しくできるし、自分の幸せを前向きに求めていくこともできます。

そして、その答えを知っているのは、やはりこの世でたったひとつの貴重なリソースである、あなたの「脳」なのでしょう。

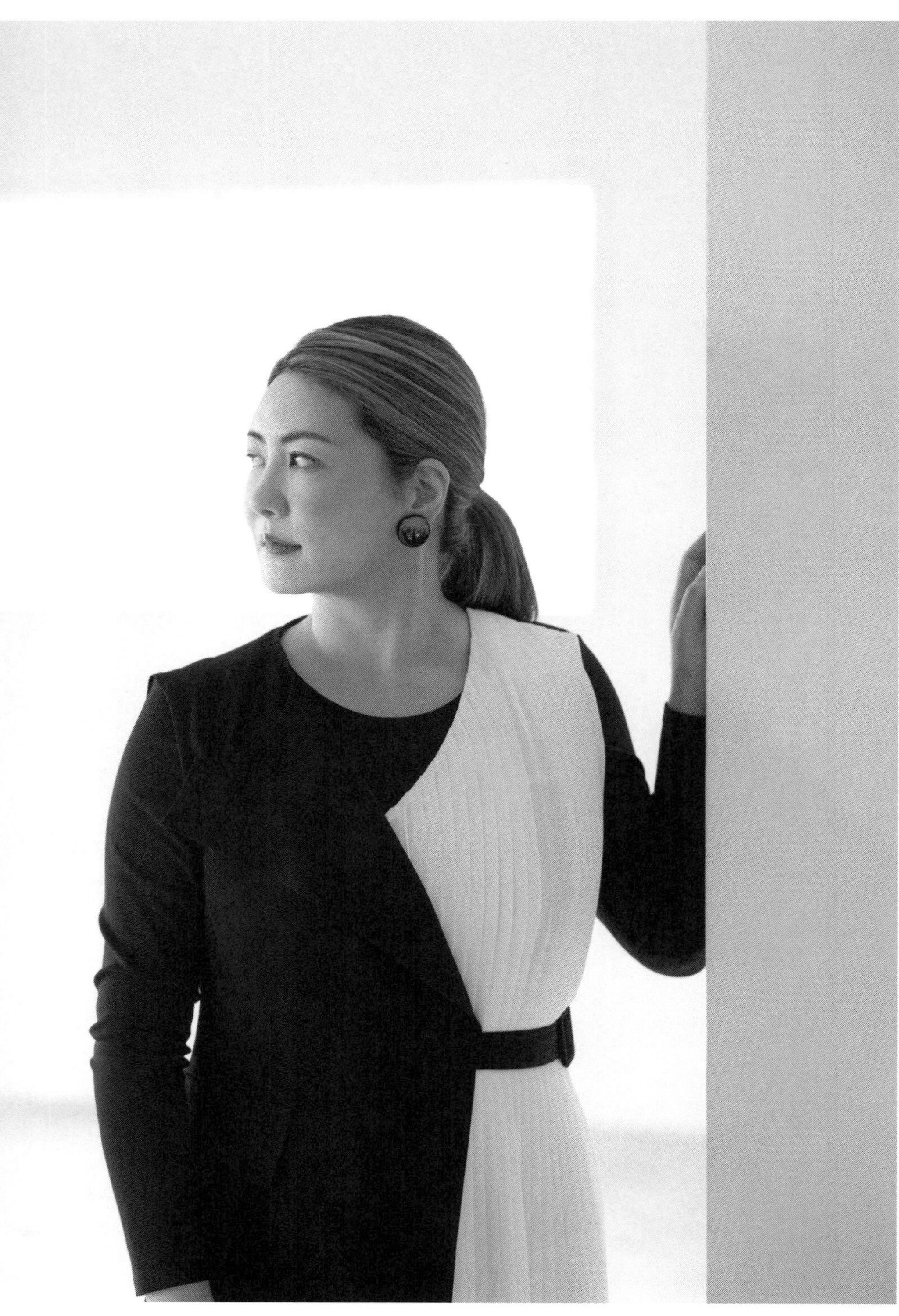

脳科学から見た「幸せ」の秘密②

オキシトシンは「出る杭」を許さない

幸せは主観的な感情ですが、「絆」や「仲間意識」を生み出すオキシトシンが多過ぎると、社会的にネガティブな行為として現れることがあります。

その典型が、ネット上でのバッシングです。自分たちの「内なる集団」にとって望ましくないように思える意見に対し、寄ってたかって叩いたり、排他意識が醸成されることで不当に低く評価したりします。

「あいつはうまくやって儲けている」
「美人だと思って調子に乗っているんじゃないの?」
「あいつらはそもそも移民だから」

どこの国でも、こうした言動や現象が見られます。例えば、隣国同士では、地理的に見て近くに住んでいるにもかかわらず、それぞれ似て非なる人たちのため、いったん排他意識が生まれると互いに偏見が助長されていくこともめずらしくありません。

「内なる集団」という意味では、家族も同様でしょう。むかしから仲の悪い兄弟は多いし、殺人事件の件数自体は減少傾向にあるのに、親族間殺人は増加傾向であるとする調査結果もあります。

これには、わたしはやはりオキシトシンが関係しているととらえています。それぞれの集団のなかで、個人同士の絆はオキシトシンによって強固に形成されているため、そこからはみ出た者や、価値観の異なる集団の存在を許せなくなるのです。

「わたしたちはこんなにがまんしているのに、あいつはなぜ？」
「あいつらはズルをしていい思いをしている」

同じ集団内で、そんな気持ちが増していくわけです。

より身近なことでいえば、夫婦も近くにいればいるほど仲が悪く、週末婚のほうが仲がいいということもままあります。

要するに、あまり近づき過ぎない関係、オキシトシンが出過ぎない適度な関係がベストなのでしょう。

仲間意識をつくるオキシトシンは、「仲間はみな平等でなければならない」という強い前提をつくってしまうものでもあります。

平等でなければならないから、ひとりだけ目立ったり、えこひいきをされたり、たくさん稼いだり、容姿がかわいかったり、立派な家を建てたり、高級車に乗ったりすることが許せなくなるわけです。

「ひとりだけいい思いをするなよ」

そんな意識が当該人物を除く全員のなかにじわじわと生じて、みんなで少しずつ、寄ってたかって「出る杭」を打ってしまう。そんな傾向をより強めるのが、オキシトシンというホルモ

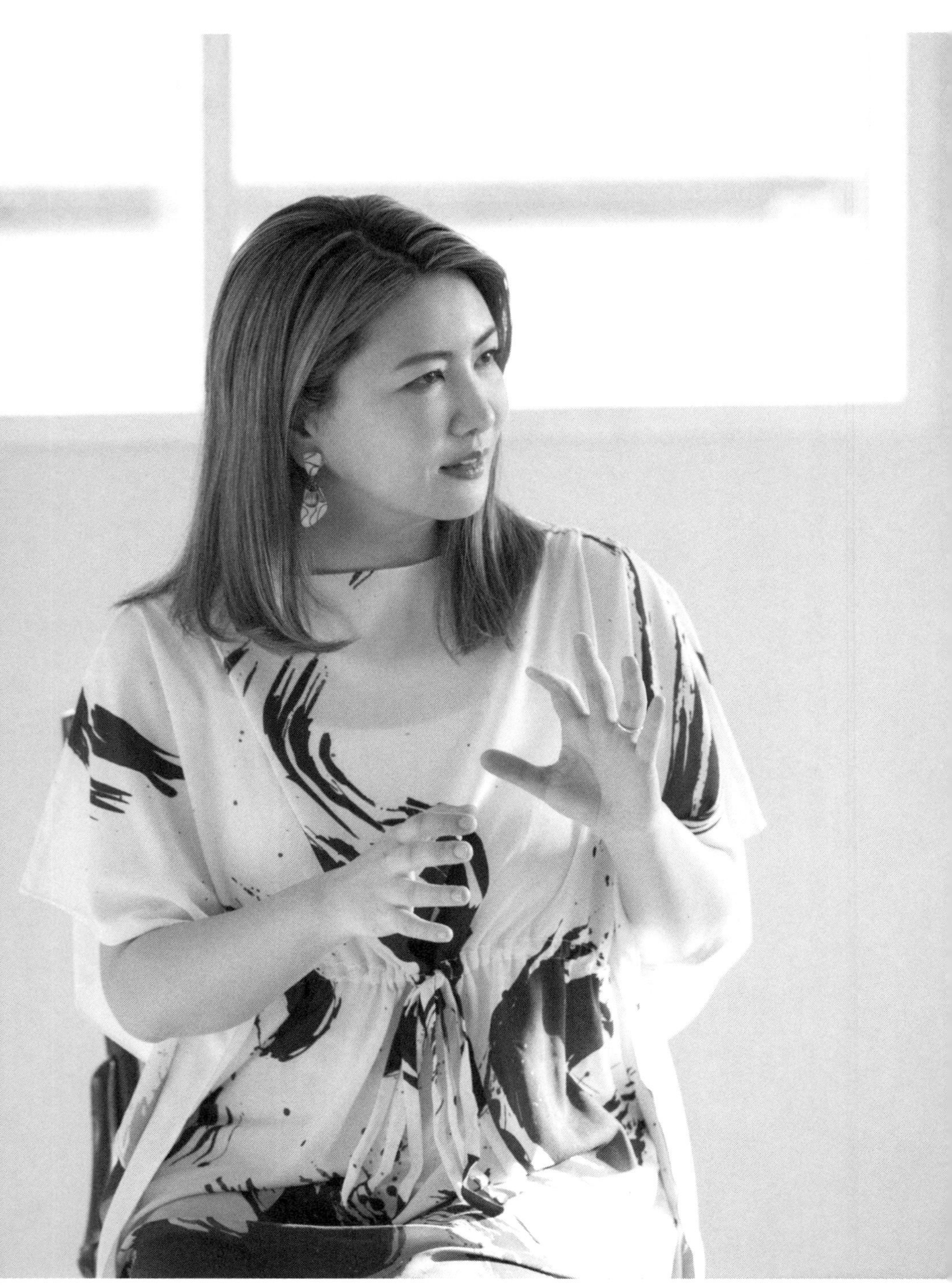

ンです。

著名人に対するバッシングもそうで、実際にバッシングされる著名人はまったく関係のない他人に過ぎないのに、インターネットを通じて擬似的に近い距離にいるように錯覚しているのです。

そうして、オキシトシンが過剰な絆社会のなかで、排他意識が生まれていく。そこでひとたび「自分たちのルールに従っていない」と認知されると、そこから排除しようとする働きの標的になってしまうのです。

「いい人のふり」は3年くらいでバレる

このような、社会のつながりやシステムそのものを優先しようとする働きのことを、専門的には「プロソーシャル（向社会的）」といいます。「出る杭を許さない」という傾向もそのひとつで、ほぼすべての人間に備わっている性質です。

「ほぼすべて」と書いたのは、稀にこれを持たない人もいるからで、その性質のことを「アンチソーシャル」といいます。いわゆるサイコパシーが高い人たちもここに入ります。

ちなみに、欧米では、日本よりもサイコパシーが高い人たちの割合が多いとされ、社会階層や職業によっても割合が変わります。例えば、大企業のCEOや強い権力を持つ人には、案外アンチソーシャルな人が多いという研究もあります。

では、アンチソーシャルな振る舞いをする人が社会に一定の割合でいるとして、彼らが実際に排除されやすい社会、されにくい社会というのはどんなものなのでしょうか？

まず、アンチソーシャルな人の傾向として、長期にわたって「いい人のふり」をし続けることは難しいという点が挙げられます。どうしても嘘が露顕して、ボロが出てしまうのです。ただ、住む場所や職場を変えれば、しばらくは人を騙す戦略で生きていけますが、新しい環境に移動してもだいたい3年くらいすると、化けの皮がはがれてしまう。

著名人だと頻繁に人の目に触れますから、話はまた変わります。しかし、一般の社会では3年ごとに職場を変えたり、住居を変えたりすれば、一見「いい人」風に振る舞う戦略は効果的で、なかなか正体はバレないものです。最初は「あの人はいい人だね」といわれて、有力者に受け入れられたりもするでしょう。

ただ、ときが経ち、「あの人、なにかおかしいな……」と被害者が互いに自分たちの経験をすり合わせ、ぽつぽつと告発が出はじめる。でも、そのころには、もうその場所から消えている、といった調子です。

まとめると、おおむね移動しやすい社会なのか、移動しにくい社会なのか――つまり、「流動性」という基準で振り分けた場合、流動性が高い社会ではアンチソーシャルな人は目立ちにくく、適応しやすいと考えられます。

いじめを繰り返す人は「社会的」な人

日本のような流動性の低い社会では、基本的にはアンチソーシャルなタイプは、ものすごく目立ちます。なんらかの工夫をしなければ、場合によっては「よそ者」というだけで排除されることもあります。

例えば、とくに戦前は、別の地域間の結婚はあまりなかったし、江戸時代に遡れば、藩制が敷かれていたため夜逃げなども許されず、生まれたら一生同じ場所で過ごすことが強いられました。

これは息苦しいものではありますが、一方で「自分たちと違う個体の侵入を許さない」というバリア機能ともいえます。アンチソーシャルな人が入り込むリスクを避けるための社会の免疫のようなもので、その役割を担うのが、まさにオキシトシンというわけです。

もちろん、これは差別を正当化しているわけではなく、オキシトシンには一定の役割があるということを説明するためのロジックです。

しかし、流動性の高い社会ではこうした免疫が機能しづらく、アンチソーシャルな人が生き残りやすい土壌ができました。移民でつくられた国であるアメリカの社会は、アンチソーシャルな人たちの割合も日本とはかなり異なります。

いずれにせよ、先に述べたネット上での中傷や、学校や職場でのいじめを繰り返すような人たちは、「逸脱した行為」をした人たちを許せない側ですから、アンチソーシャルな人ではありません。

一見、極端で偏見に満ちた人たちが、むしろ「社会的」な人だという点が恐ろしいのです。

利他的な行動は気持ちいい

オキシトシンのネガティブな作用について述べてきましたが、ここまで読んで、疑問を感じた方もいるのではないでしょうか。

なぜ、人は自分の貴重な時間や体力などのリソースを使い、自分ではない他人のために、わざわざいじめやバッシングといった面倒な行動を起こすのか？

本来なら、自分にとっても気分のいいものではないのに、それを「気持ちいい」と感じる仕組みが備わっているのは不思議ではありませんか？

もちろん、いじめやバッシングなどのネガティブな行為に限りません。

例えば、ボランティアをはじめ、人の役に立つことをするのに気持ちよさを感じることもあるでしょう。このような「利他的行動」は、損得でいえば圧倒的に損なはずです。でも、なぜか自分のリソースを使って、見ず知らずの人のために、人はよろこんで行動します。

なぜなら、気持ちがいいから。

でも、なぜ気持ちいいのか?

脳の仕組みがそうなっているから。

では、なぜそんな仕組みが脳に備わっているのか?


答えは、そのほうが「生存確率」が高くなるからです。

自己犠牲にもかかわらず、自分が損をする行動を取ったほうが生き延びるのに有利だったということです。

ここでの「生き延びる」とは、個体として生き延びるのではなく、種として生き延びるということ。そういうなかで、「いいやつ」だと思われたいという気持ちを利用して、人類という生物種は生き延びてきたのです。

だからこそ、人間にとって利他的な行動はとても気持ちよくなくてはならないのです。

「社会性」とは種としての人間の生存戦略

このことは、わたしたちがどういう生き物であるかという事実に直結しています。

人間は個体ではなく、「集団や社会」のなかで生きざるを得ない生き物だということです。

人間は、ほかの動物に比べると非常に弱い個体と見ることができます。戦う力もなければ、逃げ足も速くないし、外骨格もありません。すぐに捕食されてしまうようなかなり弱い生物だといえるでしょう。

しかし、集団になると、サイズ・エフェクトでものすごく強くなることができる。知恵のある者が武器をつくり、別の者がそれを使って戦うという分業をすることで、猛獣と戦っても効率的に勝つことができます。

また、集団のなかで弱い立場にある人を生贄にしてでも、生き延びようとします。

要するに、わたしたち人間は集団でなければ生き残れないため、集団や社会から排除されないことこそ、自分の生存確率を高めるための「もっとも賢い戦略」になるのです。

そして、冷たい言い方に聞こえるかもしれませんが、脳科学の観点では、この仕組みこそが「社会性」や「人間性」と呼ばれるものの正体です。

多くの人は、利他的行動は美しく、またよいものだと感じます。でも、それが「よい」と感じることとすら、実は脳によって仕組まれた一定の機能なのです。

そして、そんな利他的行動を次世代に学習させる仕組みまで持っています。それもすべて、人間が種として生き延びる確率を上げるためなのです。

幸せを得るためには利他的な行動がお得

の生活には戻れないこともあります。

なかにはこの感覚にハマる人もいて、例えばボランティアに夢中になると、なかなかふつう

ときならではの幸福感や、陶酔するような感覚を得るようになるわけです。

エンドルフィン」などが分泌されています。そうした物質が分泌されると、利他的行動をした

そんなふうに感じているとき、脳内では、モルヒネのような鎮痛作用のある物質である「β

「自分はいま、〝いいこと〟をしているんだ」

わたしのまわりでも、大学では優秀な研究者なのに、「やっぱり人に感謝されたい」と、研究活動がほとんどできない病院に戻っていく医師や、「もっと消費者の顔が見える職場がいい」といって、メーカーに転職していく研究者たちをたくさん目にしました。その大きな理由は「やりがい」なのだと、みんな口を揃えます。

自分ひとりの満足のために研究するよりは、「誰かのためになった」と実感できる仕事をし、感謝されるほうを選びたい気持ちが強くなるようなのです。

つまり、「誰かのために役に立っている」という実感は、知的な満足よりもずっと大きいのです。

もちろん、わたしはそうした行動を否定するつもりなどなく、ただわたしたちは「そういう

ふうにできている」ということです。「幸せ」という観点からすれば、利他的行動を取ったほうが手っ取り早くお得なのです。

割くべきリソースとしては損をする可能性が高くなる場合もありますが、「幸せ」という感覚を得るためには、とても効率のいい方法だといえるでしょう。

Lesson 3

人生の武器になる「超」勉強力

144

勉強ができるようになるには、勉強を好きになること

「勉強ができるようになりたい」と、多くの人が思います。効率よく成績を上げる方法などを、いろいろ試す人もいるでしょう。試験などの目的が決まっているなら、それに向けて最短で到達すべく、効率を求めるのは当然です。

ただ、わたしは試験のためのような割り切った勉強以外のときは、そのとき学んでいることに夢中になって、まるでその世界に「入り込む」ようなイメージで勉強をしていました。

例えば歴史なら、ある時代の人物になりきったような気持ちで勉強する。化学なら、まるで自分が分子や原子になった気持ちで勉強する。そうして自分自身がその世界に入り込んでいるかのように、勉強を楽しんでいたのです。

やり方は人それぞれですが、学んでいることを「いかに好きになっていくか」という視点はとても大切です。なぜなら、結局のところ、自分が好きなものは覚えやすいし、そのほうが自分にとって自然で、効率もいちばんよいからです。

端的にいえば、こういうことです。

勉強ができるようになりたければ、勉強を好きになることが最適解。

いろいろな方法論に走る前に、まず勉強を好きになる工夫をしてみることをおすすめします。

145 自分の「好き」の秘密を探っていけば、勉強を楽しめる

勉強ができる人というのは、勉強が好きで仕方なくて、やめようとしてもやめられない人です。

「いい加減に勉強をやめて少しは遊んだら？」たとえそういわれても、こっそり隠れて本を読んでしまったりします。

実はわたしもそんなひとりでしたが、東大時代にわたしのまわりにも「いい加減勉強をやめなさい！」と怒られた経験のある人がけっこういると聞きました。

例えば、ゲームをずっとやっていたら、それが長じて仕事になったり、プログラミングにのめり込んでいたら、まわりから天才プログラマーといわれるほどになったり。こうしたことはよく起こります。

習慣化とはそういうもので、結局のところ、「好き」という気持ちが強いからずっと続けていけるし、続けるからどんどん上達していくわけです。

どんなことも、「楽しんだもの勝ち」なのです。

無理をして勉強そのものを好きになろうとがんばる必要はありませんが、頭から「勉強は嫌い」と思い込むのももったいないと思います。

なぜなら、勉強のなかにはあなたの関心を引く領域がきっとあるはずだからです。

勉強を楽しむためには、まず自分のなかにある「好き」の秘密を探っていくのが早道になると思います。

146

好きなことから学びに寄せていく

どんな人にも、趣味や好きな領域があると思います。うまく学びに入っていくには、そんな自分の好きなものや興味があるものごとに関連づけて、少しずつ学びへと寄せていくのがいい方法です。

例えば鉄道が好きな人なら、鉄道事業の成り立ちから歴史を学んだり、路線図から地理の勉強へつなげたりする工夫ができます。鉄道の構造や仕組みに惹かれたら物理学の道が開けるかもしれないし、列車のダイヤグラム（運行図）をつくるのが得意だと発見できれば、数学的な才能が開花するかもしれません。

こうして好きなものに関連した周辺領域を深掘りしていけば、新しい知識を得ることができ、どんどん楽しみが深まっていきます。

とくに数学などは、学校で最初のころに挫折して苦手意識を持ち続けている人がたくさんいますが、好きなことに関連づけると、意外と計算が得意だと気づける場合もあります。数学はひとつの能力でできているわけではなく、たとえ演算が苦手でも、数学的な概念の取り扱い（数学的思考）に長けている人もいるでしょう。

大切なのは、最初の苦手意識に縛られない姿勢です。自分が苦手だと思い込んでいるだけで、実は意外と好きになれる場合はたくさんあります。

また、まわりの人と比べて苦手意識を持つ人もいますが、それは本来の「自分が好きな気持ち」とはまったく関係がありません。

興味のないことには夢中になれません。それよりも、自分が好きなことから学びに寄せていくのが、自分の能力に気づくいい方法になります。

147

義務としての学びの先に、よろこびとしての学びがある

わたしは、学びにはふたつのかたちがあると考えています。

ひとつ目は、あるものごとをできるようになるためには避けて通れない、基礎的なスキルを身につけるための「義務としての学び」。そしてもうひとつは、その上に積み上げていく「よろこびとしての学び」です。

語学なら、まず文法や単語・慣用表現など、必須とされる基礎知識は絶対に理解する必要があります。そうした知識は、筋トレのように積み重ねていく部分です。

でも、当然ながら、語学を学ぶことはそうした勉強にとどまりません。義務としての学びがある程度できれば、そこからは楽しい、よろこびとしての学びになります。

例えば、言葉が通じないと思っていた相手を笑わせられたときや、異文化の人が持つ価値観に触れて新しい発見をしたとき。そんな体験を通して得られる学びこそが、人間にとって大きなよろこびになるのです。

わたしは大学時代、よろこびとしての学びだけをやると心に決めました。専攻分野とはまったく関係のない授業も進んで受け、「空間芸術論」や「比較文化論」など、自分の幅広い興味をベースに、食い散らかすように勉強しまくりました。そこには高校までの受験勉強とはまったく別物の知的興奮があったからです。

学びは、義務とよろこびの二層構造になっています。

義務としての学びを積み重ねて、基礎的な力やスキルをある程度身につける必要はありますが、その先には、自分の「楽しい！」という気持ちとともにある、よろこびとしての学びが待っているのです。

148

「学ばないこと」はストレスになる

わたしたちは、日常生活で同じ行為を繰り返しているとなにか嫌な気持ちになったり、いままでとは違う場所を求めて転職や移住を試みたりします。そんな行為もまた、広い意味で新しい学びを求めているととらえることができます。

脳科学の観点で見ると、そもそも人間は「学ばないこと」がストレスになる生き物です。

人類は、はるかむかしに獲物が豊富なアフリカ大陸を出て、少しずつ北上し、ユーラシア大陸へと広がっていきました。これには様々な理由が考えられますが、人間はずっと同じ環境に留まることに耐えられない、本質的に「学びを求める生き物」だとも見ることができます。

ただし、それが自ら求めた新しさではなく、人から与えられたり、強制されたりした新しさだと、自分の気持ちとずれて嫌になってしまいます。そして、その先にある「よろこびとしての学び」にも到達できません。

わたしは、基礎学力が大事だという点にはもちろん同意しますし、受験合格や資格取得での成功が人生の選択肢を広げる面はたしかにあると思います。

しかし、いまのような社会全体が遷移期にあるときは、「義務としての学び」に打ち込み学歴や資格を得たからといって、安泰とはいえないと感じています。

そうではなく、どんな状況であっても、自ら新しい可能性を求めて学び、自分を「よろこびとしての学び」に到達させる力こそが、これからの社会を生き抜くうえで欠かせないものになると考えています。

149 知を得るだけではなく、知を「運用」する

わたしが大学院で得た学位は、Ph.D. つまり医学領域の「Doctor of Philosophy（学術博士）」といいます。哲学を意味するギリシャ語の philosophia は、もともと「知恵を愛する」という意味で、そこから名づけられたこの学位は、特定の領域の知性を証明するものではなく、「どんな課題に対しても自分で学び、自分のものにすることができる力」を認定するものです。

つまり、専門外の領域や未知の分野の勉強をしたとしても、その領域で「自分なりの発見ができる力がある」と認める学位なのです。わたしは、これが本来の知性のあり方であり、学びの原則ではないかと考えています。

だからといって、Ph.D. を取るべきだといっているのではありません。むしろ、いいたいのはまったく逆。たとえ大学に行っていなくても、この学びの原則を知っている人は、時代に翻弄されずに「どこでも生きていける」ということです。

この原則を胸に、知を鍛えることこそ、本来学びにおいて実践すべきことではないでしょうか。

学びには、「知を得ること」と「知の運用」があります。

知識を得るのには楽しい面がありますが、知のデータを蓄積する営みは、コンピューターには絶対かないません。それらは人間がやっても大きな意味がなくなっていくと考えられます。

そうではなく、得た知識を活用し、「自分で考え、自分のものにしていける力」を培う必要があるのです。これからの学びでは、そんな「知能の骨格」のようなものをつくっていくべきではないかと思います。

150

テーマのなかに「入り込む」と、忘れない

一般的に、わたしたちが勉強でなにかを記憶するときは、そのまま「覚えよう」とします。これが、多くの人が持つ記憶（暗記）のイメージだと思います。

でも、先に少し触れたように、わたしの覚え方は少し違っていて、勉強する内容やテーマに対し、その世界のなかに「入り込む」イメージで覚えていました。

例えば、「本能寺の変」であれば、自分が明智光秀になったような気持ちで教科書を読みます。その人物になりきり、その世界に入り込む――。すると、よく覚えられて、忘れることが少ないと気づいたのです。

この方法は、ストーリーが想像しづらく思える化学などの科目にも使えます。専門的ですが、「ファンデルワールス力[※]」という作用について覚えるなら、自分が分子になった気持ちで、「手をつなぐわけじゃなくても、お互いに好きだから近くにいようね」とイメージして覚えるわけです。

ポイントは、「自分ごと化」すること。こうして覚えた内容を、一般的に「エピソード記憶」と呼び、とても定着しやすい記憶になります。

多くの人は、教科書の内容は忘れても、自分の身に起こった出来事はなかなか忘れません。それと同じようなインパクトを記憶に残すために、本や教科書は、書かれている人やものの気持ちになり、その世界に入り込んで疑似体験するように読めばいいのです。

そうすれば、むしろ忘れるのが難しくなるくらい覚えられるというわけです。

※**ファンデルワールス力**　分子と分子のあいだに働く弱い引力。この力のために分子性の結晶ができたり、分子が液体になったりする。分子間力の一種。

151

興味がないことは覚えられず、覚えてもあまり意味はない

先の「自分ごと化」した記憶（エピソード記憶）をうまく活用すれば、わたしは大学受験レベルなら十分に乗り切れると考えています。正直なところ、効果的な記憶法として、学生時代にそのメカニズムを先生に詳しく教えてもらいたかったほどです。

でも残念ながら、多くの学校では、ただ「覚えろ」「復習せよ」「反復せよ」といわれるだけの場合が多いようです（少なくともわたしの学生時代はそうでした）。すると、どうなるでしょうか？

勉強することが苦痛になってしまうのです。

そもそも人間の脳は、他人からの命令に抵抗するようにできています。自分の意思で考えていないものごとを「この知識は本当に正しいだろうか？」とつねに疑い、それによって無駄に余計な負荷がかかります。

だから、かつて親や先生から「勉強しなさい」といわれたときにあまり勉強していなかったとしても、それをコンプレックスに感じないでください。

なぜなら、ただ機械的に覚える作業や復習などを繰り返すことに興味が持てず、「ただ楽しくなかっただけ」だからです。

興味がないことは覚えられないし、もっといえば、自分がつまらないと思うようなことを覚えても、たいした意味を持ちません。

繰り返しますが、大切なのは「よろこびとしての学び」であり、ここにこそ学びの本質があるのです。

152

勉強する前に「地図」をつくる

いわゆる試験勉強などを効率的に進めるための方法も紹介しておきます。

もしこれから、なんらかの試験を受ける予定があるなら、まずやるべきは、試験範囲全体を網羅したテキストを、「勉強する前」にすべて読んでおくことです。いうなれば、まず「地図」をつくる。

つまり、実際に勉強する前に、学ぶべき項目や内容をあらかじめ把握しておくわけです。

そうすれば、「○月まではこの項目に集中してもいい」「今年中にここまで到達できればいい」というように、おおまかなスケジュールと学ぶべき内容の骨格をつかむことができ、気持ちを楽にして勉強ができます。

これは、あらゆる試験勉強に使える王道の方法で、それこそわたしは学生時代、教科書を学校から受け取ったら、授業を受ける前にすべて読むようにしていました。

旅行にあてはめて考えるとわかりやすいと思います。行き先はどこなのか、途中になにがあるのかがわからなければ、不安になって、落ち着いた心で旅行を楽しめませんよね？

「次の旅程はどうしよう？」という考えで頭がいっぱいになっていちいち立ち止まっていると、気づけば旅行が終わっていた、なんてことにもなりかねません。旅行ならまだ偶然の出会いを楽しむこともできますが、試験勉強は行きあたりばったりでは、けっしてうまくいきません。

でも、勉強する前に行程を頭に入れておけば、安心して確実に進むことができるでしょう。

153 心理的ハードルが低いテキストで、先に「全体像」をつかむ

勉強の地図づくりについて、具体的な例を挙げます。例えば英語の勉強なら、まず市販の文法書の目次を見ることが一歩目です。そこに書かれているのは、英語についての、おおまかな「学ぶべきこと」です。これをそのまま、地図のベースとして利用しましょう。

文法書は、心理的ハードルが低い薄めのものがおすすめ。なぜなら、いきなり分厚いものに取り組むと、地図づくり自体が大変になって挫折してしまうからです。

そして、それを最初に読んでしまいます。文法書はそれぞれレベルの差こそあれ、まっとうなものであれば、文型、動詞、時制、助動詞、不定詞、分詞……という具合に、文法において学ぶべき内容が記されているはずです。薄めの文法書は説明の密度こそ低いですが、学ぶべき項目が押さえられていれば、2週間ほどで読み終えることができます。

すると、2週間後には、その言語のある程度の骨格が見えてくるでしょう。

こうして学ぶべき骨格を先に把握できれば、あとはその骨格のまわりに「身（知識）」をつけていく作業を、時間をかけてじっくりやっていきます。

いったん学ぶべき全容を把握したあとで知識を肉づけしていくと、途中で迷子になったり、行きつ戻りつしたりせずに進むことができ、頭のなかで知識が自然と有機的に結びついていくはずです。

英語以外の科目でも変わりません。まずテキストの目次を活用して、自分なりのおおまかなロードマップを必ずつくってから、勉強に入っていきましょう。

154

知識は階段状ではなく、4次元的に広がっている

実際の勉強をする前に地図をつくるのをおすすめする理由は、ただ効率がいいからというだけではありません。そもそも知識というものは、必ずしも階段状に積み上がっているわけではなく、4次元的に広がっているものだからです。

つまり、一般的にはのちに学ぶこととされている項目でも、その内容を事前に知っていることで、その項目より先に学ぶほかの項目の理解度が上がったり、深まったりすることがよく起こるのです。

こうして先に地図をつくって、いま学んでいる項目とほかの項目のつながりにどんどん気づいていけば、学ぶ項目がばらけずに、全体をひとつのストーリーとしてとらえることができて理解が進んでいきます。

一方、テキストを前から順番に真面目に進めていても、行き先（終わり）が見えなければ、「この勉強をいったいどこまでやればいいの？」と苦しくなって、やがて「早く終わってほしい」と願うようになりがちです。

そうして、勉強がつまらなくなってしまうことになる。

でも、地図さえあれば、「どの知識とどの知識がつながっているのか」「なにが重要でなにが余談なのか」を判断する目も養われ、知識を有機的につなげて理解することができ、無駄な勉強がなくなっていきます。

最初に学ぶべき内容が記されたテキストを短期間で読み通して、その科目の全体像を把握するやり方は、心理的にも段取り的にも、とてもいい勉強法だと思います。

155

知的空間の広さが教養を厚くする

わたしが学ぶよろこびを感じるとき、自分の心のなかにある知的空間がどんどん広がっていくような感覚を覚えます。楽しみながら学ぶことで、自分で開拓した、自分だけの領土が増えていくイメージです。

また、この領土を拡大する過程で、遠くにあると思っていた別の領土とのあいだにつながりを発見すると、さらに楽しくなります。まさに、知的空間そのものに4次元的な広がりがあるわけです。

このような「よろこびとしての学び」は、資格取得やキャリアアップといった結果に直結するわけではないので、「結局なんの役に立つの？」と問われると、説明しづらいものです。

でも、まさにすぐには役に立たないからこそ、楽しいし、よろこびに満ちているのです。

ただ、あえて実際的なメリットを挙げるなら、わたしは、その知的空間の広さは、多様な人たちとコミュニケーションを取るときにかなり生きると考えています。

例えば、ほかの人とは異なる角度から考えを述べたり、特定分野の知識だけでは考えつかない、広い見地から意見を提示できたりします。幅広くものごとを理解し、自ら創造的に思考できる力は、今後ビジネスシーンにおいても求められる力のひとつでしょう。

また、異文化の人に対して、自国の文化や伝統について話すような場面でも力を発揮します。

そのような「教養の厚み」というものは、まさに知的空間の広さが担っているのです。

156 つねに問いを立てる

自ら創造的に思考する——つまり「自分の頭で考える」ということは、どんな営みなのでしょうか？

わたしの場合、考える行為は、まるで散歩でリフレッシュするようなものです。散歩なので具体的な目的はなく、特定の問題を解決するわけでもありません。

まず、わたしの頭のなかには、つねにいくつかの考えるテーマがあります。それらがふだんは島（＝領土）のように点在しており、考えることで島々を結びつける新しいアイデアや概念を見つけられると、とても楽しくなります。まるで島と島のあいだに橋を架けていく感じです。

つながっていないと思っていた島同士が実はつながっていたり、知らなかった抜け道を見つけたり。自分の頭で考えると、そんな現象がたくさん起こります。いわば考えるとは、「新たな道」を見つけるための行為であり、気楽な散歩でありながら探検でもある、ワクワクする営みなのです。

では、どうすれば、考えるテーマが互いに架橋されていくのでしょうか？　実感としては「自然とつながっていく」としかいえないのですが、手がかりになる姿勢は、「つねに問いを立てる」ことです。

身のまわりに起きるものごとを漠然と受け止めるのではなく、つねに疑問を持って、自分で調べたり、わからないことは人に質問したりする。この姿勢を持ち続けていると、人が気づかないことに敏感になり、「知りたい」という好奇心も大きく育っていきます。

つねに問いを立てる姿勢を持つと、思わぬ場所に抜け道を見つけるような知的興奮を味わえるのです。

Lesson 1 Lesson 2 Lesson 3 Lesson 4 Lesson 5

157

国語力が足りなければ、「考える」ことができない

自分の頭で考えるには、なによりも「国語力（日本語力）」が大切です。国語力が足りなければ、そもそも「考える」ことができないからです。

ここでの国語力とは、「言語の運用能力」を指しますが、あらゆる意味で重要です。これがなければ、まず自分の考えを述べることができません。試験であれば、問題を正しく読み取れず、相手（出題者）の意図が理解できなくなってしまいます。

本章のテーマは勉強なので、はっきりいいましょう。世の中では実に多くの人が、「社会に出てからは人間関係が重要で、勉強はさほど重要ではない」「頭のよさと仕事ができるかどうかは別」などと考えています。そして、こうした人たちほど、「コミュニケーション力がすべて」「頭のよさよりも人間力」などと主張します。

たしかにコミュニケーション力は大切ですが、その本質は、性格でも人間力でもありません。コミュニケーション力とは国語力であり、言語の運用能力なのです。

一見コミュニケーションに長けているように見えて、ただ流暢にしゃべるだけの人とは、仕事以外であまり会いたいとは思いませんよね？

逆に、朴訥としていてもしっかり相手に響く言葉を話す人もいます。適切な言葉を選んで人の心を動かすのは、人柄ではなく、あきらかに言語の運用能力です。勉強や読書で身につけた知識や、豊かなコミュニケーションを通じて積み上げてきた経験によって育まれる国語力は、幸いにも年を取って衰えることはなく、積み上げれば積み上げるほど伸びていきます。

いわば、やったもの勝ちのスキルが国語力なのです。

158

体が少し疲れているほうが、勉強に集中できる

勉強をしていても、集中力がなかなか続かないという人がいます。実は、集中力が高い状態というのは、脳の機能が高まっているのではなく、その一部の機能が落ちている状態といえます。

脳では、前頭前皮質の「ＤＬＰＦＣ（背外側前頭前野）」という部位が、注意を分散する機能を担っています。これはいわゆるマルチタスクの機能で、例えば相手と会話しながら、同時に相手の背後の景色を眺めているようなことは、多くの人に経験があると思います。

このマルチタスク機能を担う部分の働きが落ちてくると、注意が分散されにくくなり集中できるわけです。

では、注意を振り分ける機能が落ちるのはどんなときでしょうか？

まず、取り組んでいるタスクがあまりに好きで、中毒のように入り込んでいる場合です。なにかに夢中になるとまわりが見えなくなり、気づけば時間が経つのも忘れていたことは経験したことがあるはずです。

また、睡眠不足の状態や、運動で体が少し疲れているとき、お酒が少し入っている状態のときも、注意を振り分ける機能が鈍るため意外に集中しやすくなります。

ただ、勉強の集中力を高めるために、睡眠時間を減らしたり、お酒を飲んだりするのは考えもの。その意味では、筋トレなどをして、体を少し疲れさせてから勉強するといいかもしれません。

加えて、自分が「好きなこと」「夢中になれること」をテーマに学ぶのが、集中という観点からも適しているといえます。

159

「集中」と「ひらめき」で、取り組む時間帯を変える

集中するときとは異なり、逆にいろいろなものごとに注意が分散しているほうがはかどるのが、創造的な作業です。様々な要素に注目できることで、思わぬつながりに気づいたり、アイデアをひらめいたりできるからです。

1日の時間の使い方を考えると、まだ体が疲れていなくて頭もクリアな朝の時間帯のほうがいろいろなものごとに注意が向くため、創造的な活動をするのに適しています。

一方、メールや原稿やレポートを書くといった、ゴールが明確で、かつ区切りをつけやすい作業をする場合は、少し疲れてきた夕方や夕食後のほうが集中しやすくなり、はかどるといえるでしょう。

勉強なら、例えば数学の難問に取り組むような新しい発想を必要とする場合は、朝のほうがいいでしょう。また、自分がこれまで学んだものごとをあらためて整理したり、暗記したりする場合は、夜が向いているといえます。

集中とひらめきは逆の方向性を持つ働きであり、勉強する内容によって取り組む時間帯を工夫すれば、より効率を高めることができます。

160

勉強が続かないのは、「やりたくない」という体のメッセージ

せっかく勉強をはじめたのに、しばらく経つとやめてしまったり、なかなか続けられなかったりする場合は、そもそも目標の設定が間違っている可能性があります。

例えば、「英語を話せるようになりたい」と思って、しばらく熱心に勉強するものの、結局続かなくなってやめたという話はよく聞きます。

このとき、続けられないのは「体からのメッセージ」だと考えてほしいと思います。

端的にいうと、「本当はやりたくない」ことである可能性が高いのです。本当にそれを学ぶことを必要とし、かつ本当にやりたいのであれば、続かないことはないでしょう。

それこそ、ダイエットが続かないとよくいわれますが、心の底では苦労してまでやせたくないのかもしれません。

仮にそんな状態でダイエットに成功したとしても、体に相当な負担をかけているので、いずれリバウンドする可能性が高くなります。長期的に見れば、やってもやらなくても同じという無駄な行動になりかねません。

もし、勉強がなかなか続かないというときは、あらためて「本当にやりたいこと」を思い起こし、目標の再設定をしてみてください。

161

努力そのものを楽しむと、成績は落ちていく

受験や資格取得などの勉強では、「努力そのものを楽しむ」罠にはまらないことも大切です。なにかのスキルを身につけて証明したいなら、無駄なことをせず、最短距離で能力を上げる戦略を実行すべきだからです。

でも、この罠にはまる人はたくさんいます。わたしが受験生のときに気づいたのは、成績がよかったのに、途中から一気に落ちていく人がけっこういたことでした。

もちろん、彼ら彼女らはがんばっていました。そうした人たちを見て、わたしは「努力そのものが楽しくなると成績が落ちる」という仮説を立てたのです。

つまり、勉強ができるようになることではなく、がんばるのが楽しくなってしまうというからくりです。

努力自体が気持ちよくなる人を見ていると、たとえ結果が出なくても親や先生が励ましてくれるので、どんどん努力することにはまっていくのがわかります。

好意的な見方をすれば、まわりに合わせる力があるといえます。みんながよいと評価するものを適切に汲み取り、うまく扱う能力があるからです。

すると、成績は上がらなくても、周囲から「あの人は真面目な人だ」と信頼され、評価を得られるでしょう。その意味では、社会により適応できるのは「努力できる人」と見ていいのかもしれません。能力自体は平凡でも、「真面目に努力できる人」と見られることが社会では大事とされる面があり、コミュニケーション方法のひとつとして有効だといえます。

一方、勉強という尺度では、そのスタイルは理にかないません。ある能力を証明したいなら、点数や成績が上がらなければ、その努力にはなんの意味もないのです。

162

学びの9割は「己を知る」こと

自分にとって効果的な学びをするためには、「己を知る」姿勢が欠かせません。

ただ、自分の特質や強みに若いころに気づける人もいれば、遅くまで気づけない人もいます。人それぞれよいところはあるはずですが、過度に不安を感じがちな性格だったり、環境の圧力があったりして気づけない人もいます。それは、とてももったいないことです。

本来独立してやっていける力があるのに、長年同じ会社で働いてきた体験や環境のために、自分の本当の願望に気づけなかったり、会社を辞めることに強い不安を感じたりもします。

逆に、組織でバイプレーヤーとしての適性があるのに、起業ブームに煽られて、主役をやろうとして会社を辞め、失敗してしまう人もいます。これらはすべて、自分の適性を見誤って起こるミスと見ることができます。

わたしは、「己を知ること」が、学びの9割をも左右すると考えています。みんな自分をもっと知るべきだし、自分で自分を評価できることが大切なのです。

わたしの場合は、比較的早い時期にそのことに気づいたのが強みとなりました。一般的なコミュニケーション能力が不足していたので、「この社会で生きていけるのかな?」と自らの行く末を案じていました。

だからこそ、早いうちから「自分にできること」を探し、そのなかで、勉強や研究という道を見つけられたことがわたしを守ってくれたと思います。

まずは、まわりではなく、自分の特質や強みに目を向けましょう。それを軸に考えていけば、大きく道を踏み誤ることは少なくなるはずです。

163

過去の自分にだけ勝てばいい

「己を知る」ための最善の方法はあるのでしょうか？

自分で自分をわかっていることを、心理学では「メタ認知」といいます。メタとは「高次の」という意味で、メタ認知は、自分の行動や考え方などを別の立場から見て認識する活動を指します。

まず、人はふつうに過ごしているだけでは、「己を知る」ことなどできません。鏡に映った自分を見るように、自分についてはっきり認識できるわけではないのです。

そこで人はどうするかというと、まわりと比較して自分を測ります。そして、場合によっては、「あの人がうらやましい」「どうして自分にはできないのだろう」と、嫉妬心にとらわれてしまいます。

それでも、人はなにかと比較することでしか自分についてはわかりません。そのため、わたしがおすすめしたいのは、比較する対象を「過去の自分」や「自分の理想像に近い人」に設定するやり方です。

このうち、「自分の理想像に近い人」は他人との比較にはなりますが、「自分があこがれる人」という意味合いで、その人を見たり、思い浮かべたりするとポジティブな気持ちになれる人のことです。あこがれの人を真似したり、その人の振る舞いを自分も取り入れたりしてみるわけです。

そして、そんな自分を「過去の自分」と比べて、少しでもよくなっていればいい。たとえわずかな進歩でも、「昨日の自分よりはマシ」と思えれば十分です。「過去の自分」にだけ勝てばいいのです。

そうしていると、まわりと比べて己を知ろうとする行為も、自分の成長へとつながっていきます。

164

「自分の考えが正しい」と、思い込むなかれ

ひとりで勉強し続けていると、ときに「己を知る」という認識にゆがみが生じる場合があります。自分の特質や強みに目を向けて勉強していたはずが、いつのまにか「このやり方が最適」「この考え方が絶対正しい」などと思い込むようになってしまうのです。

実は、アドルフ・ヒトラーは独学の達人でした。歴史をはじめ、哲学、社会学など様々な学問を彼はすべて独学していたといいます。そして、その過程で、彼は「生存圏」という概念を紡ぎ出し、ドイツ民族の生存圏樹立のために、強者による弱者の征服が必要であるとする考え方を正当化しました。

人は、いったん「これが正しい」と思い込んでしまうと、それを補強する知識や論理しか受け入れなくなります。これは「確証バイアス」と呼ばれ、まるで自分が頑丈なシールドのなかに入ってしまったような状態です。そして、そのシールドを通過してきた、自分の願望や信念を裏づけてくれる知識しか受け入れられない状態になるのです。

これは、なにも一般の独学者だけではなく、アカデミズム全般にもいえるかもしれません。自分の考えとは違う人との論争が起きると、本来はまず相手の考え方を受け入れるのがフェアな態度ですが、アカデミズムの場にいる人たちがそれをどれだけ実践できているかは、やや疑問があるといわざるを得ません。

いずれにせよ、自分と異なる考え方や自分の仮説とは違うものも受け入れなければ、健全な学びにはなりません。独学するうえで非常に重要で、覚えておきたい心得のひとつです。

165

勉強すれば、他者の「人格のレパートリー」を活用できる

わたしたちは、勉強し学ぶことで、自分ではない他者の意見を受け入れることができます。

脳の面白い働きのひとつは、自分ではない人の考え方をコピーし、まるでその人のように振る舞えるところです。「あの人だったらどう考えるだろう?」と想像するのは多くの人がやっていると思いますが、たくさん勉強すれば、他者の「人格のレパートリー」が、自分のなかにたくさんできていきます。

なにか不測の事態が起こった際、「こんなとき徳川家康ならどうしただろう?」と考えることもできます。「孫子だったら難局をどう堪えただろう? ナポレオンなら? エリザベス1世なら……?」。勉強するほど人格のレパートリーが増えるわけですから、これはとても頼もしい力ではないでしょうか。

また、実際の頭のよさとは関係なく、自分ではない人の意見を活用すれば、頭がいい人のようにも振る舞えます。こんなお得なことがあるでしょうか?

勉強すると、自分のなかにいろいろな判断基準ができ、歴史を参考にすれば、すでに社会実験が終わっているわけで、ある程度未来も予測できます。そうしたことも、自分の選択に自信を持たせてくれる要素として働くでしょう。

学ぶことによって、わたしたちは、ほかのたくさんの人と一緒に生きているような広がりを得られます。それは、困難な時代にもあなたを勇気づけ、この世を生き抜いていく力を高めてくれるでしょう。

166

衣食住学

わたしは、いまでも自分の興味関心に従って、様々なことを積極的に学んでいます。なぜなら、そこに「学ぶよろこび」があるからで、これが人間にとっていちばんのぜいたくだと考えているからです。

「どうして勉強なんか好きなの?」と思う人がいるかもしれませんね。でも、トリビアやうんちくが好きな人がたくさんいるように、単純になにかを学び、新しい知識が増えるのは楽しいことではありませんか?

人間には、経験したことのない新しい刺激や、新しい環境に対して注意を向け、それを探ろうとすることによろこびを感じる「新奇探索性」という性質があります。この性質によって人類はここまで生き延びてきたし、ちょっとした知識を得るだけでも、人は「楽しい」「もっと知りたい」と思うようにできています。

わたしは、学びは人間にとって、衣食住と同じくらい重要な行動だととらえています。アメリカの心理学者マズローが提唱した「欲求段階説」によると、人は衣食住(生理的欲求や安定・安全の欲求)が満たされてはじめて、そのほかの欲求に向かうとされます。

でも、ときに衣食住を犠牲にしてでも、「知りたい!」と思う人がいるのも事実です。そんな人にたくさん会ってきたし、わたし自身、寝食を忘れるほど学びに夢中になるときもよくあります。

もし、「なぜ勉強するのですか?」と問われたら、わたしは、「あなたはなぜものを食べ、眠るのですか?」と返すかもしれない。そのくらいわたしや、人間にとって、学ぶことは必要不可欠であると考えています。

167

人は何歳からでも学ぶことができる

ここまで脳科学などの観点から効果的な勉強法を紹介しながら、多くの人に味わってほしい「よろこびとしての学び」について書いてきました。

いま日本では、生涯学習を浸透させるべく、文部科学省が地方自治体や大学などに働きかけ、学習者が学びやすい環境づくりが行われています。

また、美術館や博物館をはじめとする公共施設でも学習の場を開放するなど、学びの機会にはかなり恵まれている状況です。思い立てば、すぐにでも学べる環境が整っているのです。

よく、「いまさら勉強するなんて遅い」という人がいますが、そんなことはありません。むしろ大人になってからのほうが、効率よく学べる材料を手にしています。

例えば外国語なら、日本語の語彙やコミュニケーション方法を知ったうえで学んだほうが習得は格段に早いように、どんな分野も大人になって多くの知識や経験を得たうえで勉強すると、とても早く身につきます。

人それぞれ、学びの気持ちが高まる時期があると思います。そして、そのときが「学びどき」なのです。

三日坊主で終わる場合もあるかもしれませんが、三日坊主も10回続ければ30日勉強したことになります。何度でも、思い立ってやればいいと思います。

とやかくいってくるまわりの人が、あなたの能力に責任を持ってくれるわけではありません。何度でも三日坊主をやりながら、少しずつ前へ進んでいけば、それだけ世界が広がり、楽しみも増えていきます。

自分を豊かにできるのは自分だけですから、いまこそ学びを思いきり楽しんでほしいと思います。

168

好きこそ物の上手なれ

わたしは子どものころから自分なりに学び方を工夫し、学びのテーマを「自分ごと」にしながら、とことん楽しんで勉強をしてきました。

もし一般的に「勉強ができること」がすごいと思われるのであれば、それは試験の点数や知識の蓄積などではなく、「入り込み、楽しみ、自分のものにする力」が人よりも強いということなのかもしれません。

わたしは科学の世界へと進みましたが、これはやはり理科という科目がビジュアルとしてわかりやすく、その世界に入り込みやすかった面が大きいと思います。同時にわたしは、芸術や歴史も好きですが、これもまわりに様々な作品やビジュアル資料がたくさんあったことが関係しているのでしょう。

いまは、インターネットであらゆる情報がすぐに手に入ります。それこそ、化学の実験器具もオンラインショッピングで簡単に買える時代になりました。むかしは実験で使う試験管やシャーレですらなかなか手に入らず、両親に頼んでも怪訝な顔をされるばかりだった身としては、「いまの時代に生まれた子どもでありたかった！」と思うほどです。

好きこそ物の上手なれ。

これが、もっとも大切な学びのコツです。

そして、勉強でも仕事でも趣味の世界でも、およそ「学び」がかかわるすべてに通じる、上達と成功の王道なのでしょう。

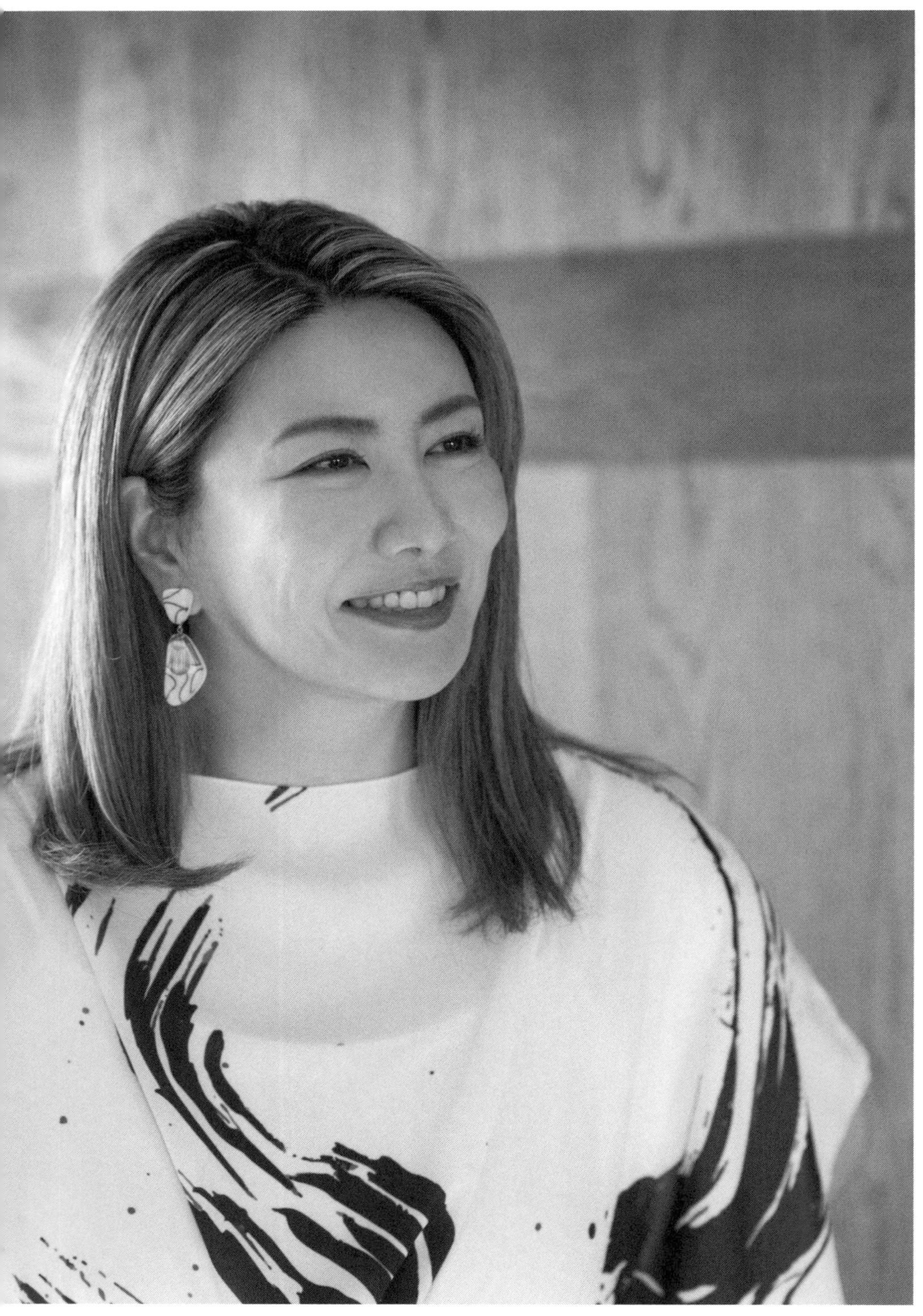

「超」勉強力メッセージ

生き延びること自体が、大いなる達成

美的感覚が生死を分かつ？

科学のほかに、わたしが学生時代から関心を持ち続けている分野があります。それが「アート（芸術）」です。

わたしは、「ものをつくる」ということは人間の本源的な行為だととらえていて、無からなにかを創造し、表現することの輝かしさに惹かれ続けてきました。

最近では、そんなアートの力に多くの人が注目し、ビジネスにもアートの視点を生かすといった考え方も広まっています。

ただし、わたしが惹かれているのは、より〝本来の意味においてのアート〟です。

2015年、イスラエルのテルアビブ大学の自然人類学者の研究チームは、約5万5000年前、まだ人間が獣の皮を剥いでそれをそのまま被って着ていたような時代に、現生人類はネアンデルタール人と共存していたという説を発表しました。

しかし、やがてネアンデルタール人のほうは滅亡します。現生人類とネアンデルタール人には、いったいどんな違いがあったのでしょうか？

これはつねに議論になるテーマですが、2019年に発表された東京大学や名古屋大学博物館などの共同研究によると、4万年〜4万5000年前の西アジアにおいて、現生人類が見せた特徴的な行動があきらかになりました。

それは、彼ら彼女らが生活していたヨルダン南部の内陸乾燥域の居住地から55キロメートル離れた紅海の貝殻を、「象徴品」として用いていたという行動です。

現生人類の特徴として、海岸からかなり離れた場所で貝殻が見つかることは知られていますが、その貝殻がどうやら象徴としての役割を果たしていた形跡があったのです。

ものと交換するための貨幣としてなら考えやすいですが、なんらかの象徴として、つまりオーナメント（飾り・装飾）のようなものとして使われていたというのは、いったいなにを示しているのでしょうか？

それは、「美しい」という感覚を持っていたということです。

そして、もしそうした感覚の有無が、種の滅亡に大きくかかわっているとしたら……、とても興味深いことですよね。

「美しい」という感覚が共有されていると、それらを身に纏う者は大いなる存在（例えば神や太陽や宇宙）を象徴するパワーを持つとみなされ、「権力」にも直接かかわります。

それこそ、神の権威を用いて集団の意思を統一することもできるし、戦争をさせることもできるし、農耕をさせることもできます。ものすごく大きな違いが生まれるわけです。

世の中にはアートのような「つくりもの」は、現実生活に役立たない無駄なものとする見方もありますが、実は人類をここまで生存させてきた、とてつもなく重要なものなのかもしれないのです。

アートは自分の本質を探る手がかり

わたしは子どものころ、いつも「無駄なことをしたくない」と思って生きていました。勉強でいえば、なるべく無駄なことをしないように注意を払っていました。

しかしながら、そんなかつてのわたしのような功利を第一とする考え方だけでは、この世にある人間社会はとても維持できなかっただろうし、そこに住む人間もまた生き残ることはできなかったのです。

そうであるなら、一見「無駄」なように見えるもののなかにこそ、人間が生き残ってきた秘密があり、自分の生き方や「あり方」を探っていく鍵があるかもしれません。

そんなときアートに触れることで、自分自身にも深く分け入ることができます。つまり、アートに触れるということは、自分に与えられている生来の機能や、自分という人間の「本質」にどのような意味があるのかを考える、最良のきっかけにもなるということです。

自分のなかでうまく言語化できないものは、この世の中にたくさんあるでしょう。

もちろん、わたしたちはそれをなんとか言葉で説明しようと悪戦苦闘するわけですが、イメージするようには他人になかなか伝わらない。

そうしたときに、「こういうことでしょ?」と実際のかたちにして、目の前に見せると伝わることがよくあります。言語で伝わらない概念を伝えたいときに、アートはとてもいいコミュニケーションツールになります。

また、どんな人でも自分のなかにはなにか伝えたいものが眠っていて、それを表現することでなんらかの〝浄化〟ができるかもしれません。自分の思いをかたちにすることによって、はじめて解消される感情があるのです。

そんな、人間の本源的な行為としてのアートを、わたしはずっと評価しています。

「できないこと」に注目すると世界が広がる

これもまた子どものころ、わたしは、人間以外の生物からの見え方をよく想像していました。人間とは異なる視覚を持った生物には、世界はまったく違うように映っている。我々人間にはけっして見えないものが、世の中にはたくさん存在している。そんなふうに思っていたからです。

図鑑を見ながら、「複眼ってどんなふうに映るのだろう?」と想像し、自分とは違う視覚を持つ生物がいることを面白く感じました。

なかでも印象的だったのは、蝶には紫外線が見えるということです。モンシロチョウなどの蝶は、紫外線を吸収する雄の体は黒く見えて、逆に雌の体は反射して白く見えるため、その違い(模様)の有無によってお互いを識別しているのです。

でも、その模様は人間には見えません。

「わたしたちに見えないものが世の中にはたくさんあるのだから、ひょっとしていま見えているものも、本当の意味では見えていないのかもしれない」

人間の見え方だけが絶対ではないのです。人間以外の生物──例えば犬の見え方だって人間とは違い、犬からすれば視覚よりも嗅覚や聴覚のほうがより重要です。そんな世界だってこの世にはある。見え方が違えば、世界の認識の仕方は当然異なります。

そんな状況において、例えば犬や蝶の視覚を実際に体験できるアート作品があったら面白いと思いませんか？　そんなアートに触れると、きっといろいろなものの見方を相対化することができるでしょう。

実は、人間も男性と女性で視覚は違います。色の見え方が少し違ったり、動体視力が違ったりする。男性と女性では網膜のなかにある特定の細胞の分布が異なるため、見えているものが少し違うのです。

多くの女性が花を見てきれいだといっても、多くの男性はあまり花がきれいだとはいいません。これは、男性と女性で見え方が違うことも関係しています。

２０１２年の米ニューヨーク市立大学ブルックリン校の心理学教授、イズリエル・エイブラモフの研究グループによると、男女で微妙な色の違いを見分けることができるかどうかをテストすると、女性が見分けられた色を、男性は見分けられなかったり時間がかかったりするという結果が出ました。

つまり、女性には本当に花が「きれいに見えている」のです。繊細な色の違いがわかり、お菓子などでも味だけでなく見た目を重視します。

一方の男性は、一般的に動くものが好きな傾向にあります。子どものころからボール遊びや、車や電車や飛行機といった乗り物が好きだったりしますよね。それは、女性よりも動体視力がよいことも関係しています。

男の子がよく線路の横でずっと電車を眺めているのを目にすることがありますが、逆に女の子は、景色や洋服などを飽くことなく眺めることがあります。

もちろん、これには男性は男性らしく、女性は女性らしくというふうに、生育環境によって刷り込まれるステレオタイプの影響も多分にあるでしょう。

ただ、わたしは男女の生物学的な差異に注目するのは、ジェンダー論が盛んに議論されるいまだからこそ面白いことだと考えています。例えば、女性が男性並みに筋力をつけることができたとしたら？　もしかしたら、急に戦闘的になるかもしれません。そんな装置があったら面白いと思いませんか？

そんな既存の考え方や価値観の土台を揺るがし、根本的に相対化させる装置こそが、アートなのです。

テクノロジーの進化により、「本来はできないこと」をかたちに表す作品が、現代アートの文脈に出てきています。例えば、現代美術家の長谷川愛さんの『Shared baby』（２０１１年）は、複数人の遺伝的親を持つ子どものためにプロダクトを作成し、ワークショップを展開。ほかにも、異種（ヒトとイルカ）のあいだで子どもを産む映像作品『I Wanna Deliver a Dolphin

…』（2011年〜2013年）や、実在する同性カップルの遺伝情報をもとに、でき得る子どもの姿を表現した『(Im)possible Baby Case 01: Asako & Moriga』（2015年）という作品もあります。

こうしたアートに触れる体験が多くの人に共有され、旧来の考え方が相対化されていけば、現在の社会における価値観もより幅を持ったものへと変わっていくでしょう。

先駆的なものは、いまアートの領域で最初に生み出されています。そして、現代アートにおいては、観る人である〝大衆の意識〟を変えていくことが、アーティストの大きな役割のひとつだと認識されつつあります。

生き延びること自体に価値がある

中学・高校時代、わたしは美術部に所属していました。単純に、絵を描くのが好きだったからです。様々なオブジェクトを配置し、観察し、描き、それがキャンバス上に現れていく過程を見るのが楽しかった。

でも、メタ認知がよく働いたせいか、わたしは「自分の描く絵はつまらない」といつも感じていました。見たままをそのまま写しているだけで、いってみればゲルハルト・リヒター※の劣化版みたいな絵だったのです（リヒター自体は、超絶技巧そのものがメタ的にコンセプチュアルで面白いのですが）。

※ゲルハルト・リヒター　ドイツの画家。写実主義的な絵画を学んだのち、「写真絵画」「抽象絵画」など独自の作風を追求し、長年にわたり現代美術を牽引した。

まわりの人は上手だとほめてくれましたが、「こんなつまらない絵しか描けないのだから才能がない」と思っていました。いっとき芸術の世界へ進もうと考えたこともありましたが、たとえ美術大学に入れたとしても、そのあとに絵描きを仕事にしていくイメージや戦略がまったく浮かびませんでした。

ものをつくることに対する強いあこがれはありましたが、「自分には研究のほうがいいだろう」と冷静に思い直したわけです。この選択がよかったのか悪かったのかはわかりませんが、いまとなってはよかったことにするしかありません。

人生には、なにかものを創造したり経済的な成功を果たしたりと、二次的ともいえる実績があるでしょう。ただ、わたしには「ふつうの人のようには生きていけない」という不安な気持ちが強かったので、とにかく勉強くらいしか方法を見つけられず、どのように無駄なくミニマルに生きていくかを、いつも考えていました。

わたしは、「生き延びること」こそが、生物の基本だと考えています。

そして、「長く生きた」という事実こそが、実績だとも——。

世の中には、勝ち組・負け組という言い方がありますが、これはあまりに品のない表現です。無邪気に使われていますが、そこには仕事を持って、稼いでいなければ「生きている価値がない」とほのめかすような響きがあります。「働かざる者食うべからず」と同じ発想で、社会に対して言い訳しながらでなければ生きてはいけないと、自己卑下するような哀愁が濃く漂う言葉です。

そんなことよりも、ただ好きなことをやって生き残れるよう工夫すればいい。

生きてさえいれば、必要以上にあくせく働かなくてもいい。

わたしは、漫画家の水木しげるさんのような生き方は素敵だなと思います。悠々と好きなことを貫き、かつ長生きされ、後世の人の心に伝わるものをたくさん残されました。

自分が興味を持っていることや、楽しいと感じることに取り組みながら、長生きする者が勝利する。

生き延びること自体が、大いなる達成なのです。

生きるとは、苦しい状態を楽しむこと

わたしは基本的に、人の生き方について他者が正解を設定することはナンセンスだと考えています。あたりまえですが、正解を設定する権限が他者にはないからです。

そしてもうひとつ、結局、人はどのように生きてもいいからです。

ただ、そうはいっても、「将来をどう考えればいいのかわからない」「これからの時代をどん

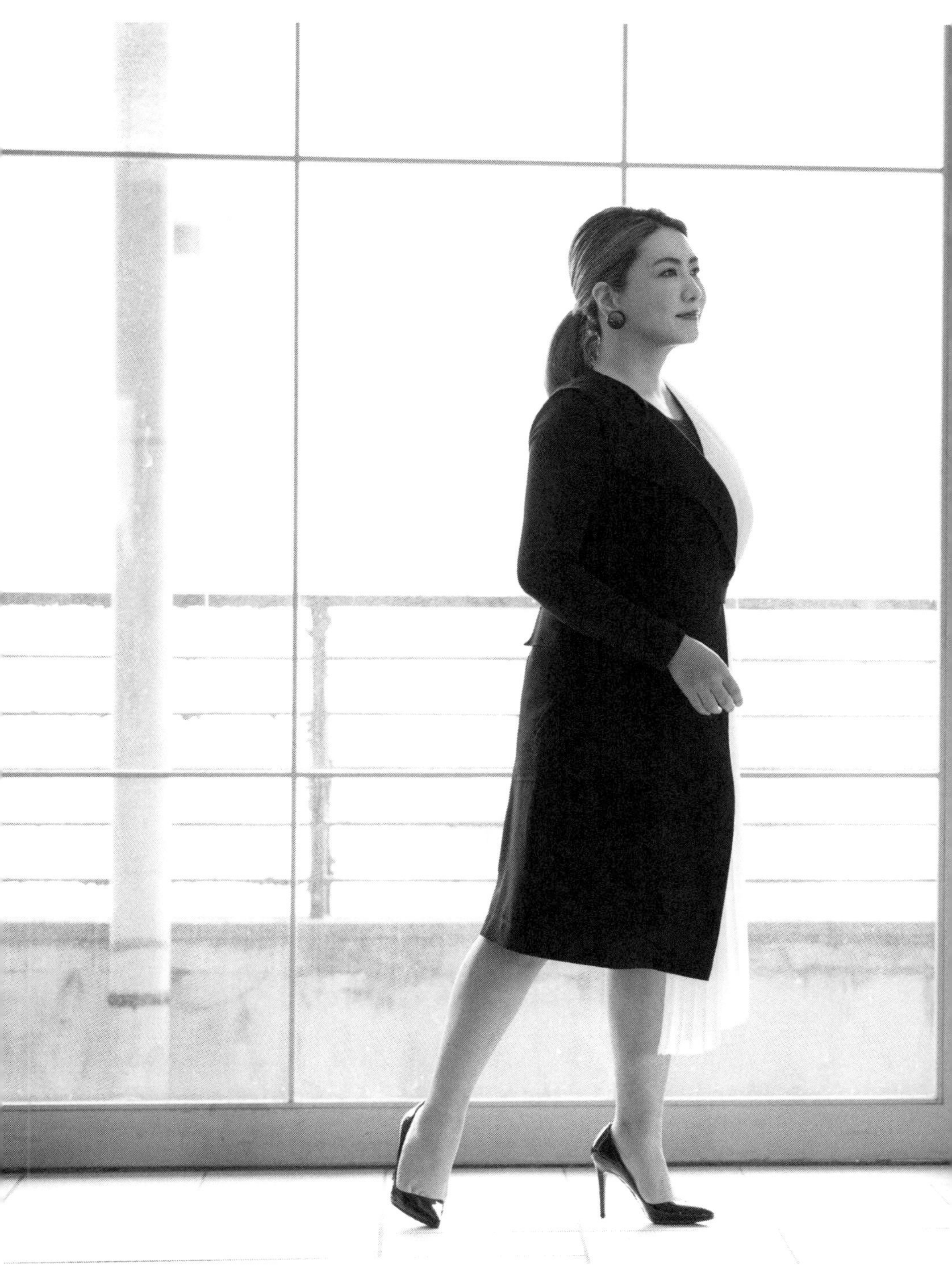

な姿勢で生きるべきか」「どんなテーマの学びが役に立つか」といった気持ちになることもあるでしょう。

そうなるのは、おそらく不安が大きいからです。経済的なことか、自分が評価されなくなることか、生理現象として不安な気持ちがただ襲ってくるのか……人それぞれだと思いますが、心が落ち着かない状態なのです。

でも、ぜひ知っておいてほしいのは、そもそも「生きていること」自体が落ち着かない状態だということです。「動的平衡」という用語がありますが、つねに振動し、動いているのに平衡状態にあるのが、わたしたちの生きている状態なのです。

だからこそ、「苦しいな」と思ったら、それは生きている証拠だと思うことが大切。もう少し踏み込めば、このような態度を生きていく土台にすることです。

苦しい状態を、楽しむ。

答えがない人生において、いまわたしは知識を得ていく楽しみを味わいながら日々を生きています。でも、人はどうしてもその先を考えてしまう生き物。勉強した成果として、学歴やお金がどうしてもほしくなってしまうからやっかいです。

これまでは、ある程度の学歴があれば、ある程度のお金を得られる想定で生きられる社会の設計がありました。その枠組みに自分をはめ込んで楽しく生きられる人は、それはそれでいいでしょう。

でも、そんな社会の枠組みにうまくはまらなかったり、違和感を感じたりする人は、ぜひ自分だけの「学ぶよろこび」という最高のぜいたくを味わってみてください。

知識を得て学ぶことは、時空を超えた楽しい旅です。

そして、究極の人生の楽しみなのです。

Lesson 4

悩みと上手に つきあう

169

人間の敵は人間、それゆえ人は悩む

人間にとっての大きな悩みの原因を、仮にふたつに大別するなら、災害と人間関係ではないでしょうか。

前者は、地震、風水害、火山の爆発、飢饉などです。新型コロナウイルスなどの感染症も含まれるでしょう。これは人間の力では、対処しきれないインパクトがあります。それでも、なんとか自分たちでできることはないかと人間はあがいてきました。

その戦いは、困難に満ちたものです。しかし、それ以外には、わたしたちにはすでに天敵がいないのも事実。つまり、「人間の最大の敵は人間」という時代なのです。

大規模な戦争が起き、多くの人口が失われる。とくに、20世紀以降は膨大な数の人命が失われました。とくに、冷戦終結後も小規模な戦争が何度も起こり、２０２２年にはロシアがウクライナに侵攻しました。「人間の敵は人間」だというとシニカルな見方のようですが、同じように感じる人も少なくないのではないでしょうか。

人間関係においては、誰が味方で誰が敵かを、確実に判別する方法はありません。状況によって変化するし、自分の不注意によって、味方を攻撃的にさせる場合もあります。

他人はコントロールできないし、自分もコントロールされたくない。ときに、コントロールされるのが心地よくなる場合もあるなど、わたしたちは非常に複雑な絡み合いのなかにいます。

人間関係はとても繊細な扱いが必要であり、それがストレスフルになる最大の理由となっているのです。

170

人間関係の悩みは、性格ではなくボキャブラリーの問題

複雑極まる人間関係に揉まれて、ぽきっと折れるように心を病んでしまう人もいます。「それは心が弱いからだ」と、よく性格の問題として片づけられがちですが、そうではありません。

実は、多くはボキャブラリーの問題なのです。

それこそ、人間関係で切羽詰まったときに、相手の気持ちをやわらげたり、怒りの矛先をそらしたりできる言葉や表現を知っていれば、それだけで済む場合もあります。

性格の問題ではないのに、自分の性格の欠陥だと悩んで、思い詰めてしまう人がいるのはとても残念です。

そもそも、自分の性格を変えるのは、誰しも嫌なものです。自分ひとりなら、持って生まれた性格でそれなりに満足できる。でも、生きていくために、なぜ他人に合わせて性格を変えなければならないのか――。理不尽だと感じる人がほとんどではないでしょうか？

「自分の性格を変える」というアプローチは、心的コストがかかるし、時間もかかります。

ならば、ボキャブラリーを磨いて、人と接する表面的なところで反応したほうが早いし、応用もきくので便利だとわたしは考えています。

面従腹背といえばネガティブなイメージになってしまいますが、多くの人は「本音と建前」を使い分けて生きているのが実情ではないでしょうか。

171

自分の性格は、「言葉の使い方」で示すことができる

わたしたちは他人の性格を、かなりの程度「言葉のやり取り」で判断しています。

例えば、話す言葉や話し方を聞けば、その人がどんな人なのかなんとなくわかるものです。

逆にいえば、言葉のやり取りの部分さえ工夫すれば、相手に「自分の性格」を示すことができます。

他愛のない会話で相手を笑わせたり、その場の空気を和ませたりすれば、優しく穏やかな性格だと印象づけることができます。

あるいは、鋭い一言で切り返したり、本から引用したエピソードで説得力を高めたり、ことわざを織り交ぜて表現したりすれば、知的でスマートな印象を与えることができるでしょう。

人間関係を大きく規定するのは、実は言語の運用能力なのです。

幸いにも、そんな言葉の力は、読書や勉強による知識や、コミュニケーションを積み上げてきた経験によって育まれます。しかも、年を取っても衰えず、積み上げれば積み上げるほどぐんぐん伸びていきます。

いわば、〝やった者勝ち〟の、人間関係の王道スキルなのです。

整形して顔の骨格から変えるのではなく、ヘアアレンジとメイクのスキルを上げて雰囲気を変え、印象をよくする。

そんなつもりで、「言葉」を使えばいいのです。

172

誰かを「許せない」という感情が、「正義中毒」を生み出す

人間関係において、誰かを「許せない」という気持ちは、誰もが持つ感情です。なかでも、信頼していた相手に裏切られたり、理不尽な仕打ちを受けたりしたとき、人は激しい憎しみの感情にとらわれることがあります。

一方で、人間は社会的動物であり、感情にとらわれる自分もまた、一定の社会的な立場を持つ存在です。いくら「許せない」と思っても、実際に面と向かって罵倒したり、制裁を加えたりするのは難しいでしょう。

結局のところ、そんな行為は自らの利益にならないという計算が働いて、多くの人は感情を呑み込んで生きています。

そんな、誰かを「許せない」という感情を、野に解き放ったのがインターネットではないでしょうか。とくに、スマートフォンやSNSが普及したことで、人はとても手軽に、怒りや恨みを晴らせるようになりました。

しかも、インターネットには匿名性があるため、自分の身を守りながら、激しい攻撃ができるようになった。これは、誰かを「許せない」という感情を呑み込めない人にとっては、かなり魅力的なツールです。

根拠薄弱にもかかわらず、とにかく他者を許さないことで、自分の「正しさ」と存在意義を認めさせようとする。そして、ネット上で攻撃し続ければし続けるほど、現実の人間関係の構築ができなくなって、ますます困難に満ちていく。

わたしは、そんな症状を「正義中毒」と呼んでいます。

173

まず相手の考えを受け止める

人間関係とは、一人ひとり異なる人間がかかわって織りなされる関係性のことです。価値観も違えば、考え方も違うし、言動の一貫性も担保されていないとなれば、意見が対立しないほうがむしろおかしいというもの。

わたしたちは、あらゆる対立軸のなかに生きています。そんな社会のなかで、異なる意見を持つ者同士が議論するのはとても大切なことだといえるでしょう。

ただし、それはお互いの意見を戦わせて、より次元の高い建設的な意見や解決策を探し求めるからです。相手をただ論破し、おとしめることには、なんの意味もありません。

それこそ、典型的な「正義中毒」ではないでしょうか。

そうではなく、ときには異なる意見の側の視点を持って議論を深め、ともに新しい知見を探ろうとするからこそ、議論をする意味があります。

対立軸に絡め取られずに、「ああでもない、こうでもない」と話し合いながら、共通の課題を解決していく。そして、この感覚をできる限り多くの人たちと共有する。

まず、相手の考えをいったん受け止めることから、人間関係ははじまるのです。

174

相手の心を動かすには、「自分目線」を加える

人は、他人から認められたり、評価されたりするとうれしくなります。このような「社会的報酬」は評価される側の脳にしっかりと伝わり、ときに感動すら呼び起こします。

そこで、ふだんの人間関係においても、相手が「自分への評価」をより共感しやすいような伝え方を心がけてみましょう。

例えば、自分の部下や子どもがなにか成果をあげたとき、「よくやったね」「がんばったね」とほめるのがふつうでしょう。

もちろん、それも悪くはないのですが、せっかくの気持ちが伝わりづらいときもあります。なぜなら、それはあくまで「相手」が主語のままの、「よくやった人」という、あくまで相手の客観的な評価になってしまうからです。

でも、ここで「僕は君のがんばりには驚いたよ！」と、あくまで自分を主語にした、自分目線で気持ちを伝えてみたらどうでしょうか。言葉のインパクトがより増して、きっと聞き手の心に長く残るメッセージになるはずです。

ふだんのちょっとした会話でも、こんな感動を相手に与えられたら、人間関係もきっといいかたちで構築しやすくなるはずです。

175

目を見つめて話すだけで、信頼感を生み出せる

人と人との信頼関係を、臨床心理学では「ラポール」と呼びます。この「ラポールの形成」にかかわっているとされるのが、90ページなどでも述べた、幸せホルモンとも呼ばれる「オキシトシン」です。

オキシトシンは、脳の視床下部で合成され、下垂体後葉から分泌される脳内物質。そのオキシトシンが分泌されると、相手への信頼感や安心感が生まれます。

オキシトシンは、手を握ったり、肩や膝を触ったりするといったスキンシップによって分泌がうながされます。あまりスキンシップの習慣がなくても、日常の人間関係のなかで、相手の目を見て話すだけでも分泌がうながされます。

また、相手の名前を呼ぶのも効果的。いわゆる「デキる」ビジネスパーソンは、人の名前を絶対に忘れず、会ったときには必ず名前で呼びかけるといいます。そうやって、顧客とのあいだにラポールを形成しているわけです。

クラブなどの接客業から、政治家にいたるまで、おおよそ人心の扱いに長けた人たちは、ここに書いたような言動を組み合わせてコミュニケーションしています。

相手にオキシトシンを分泌させて、強固な人間関係を築いているのです。

176

「頭がいいね」とほめると、子どもは挑戦を避ける

育児や教育に関する情報のなかに、よく「ほめて伸ばす」という手法を目にします。たしかに、いちいちけなすよりもほめたほうが、子どもは自分に自信を持てるかもしれません。

しかし、米コロンビア大学のミューラーとデュエックの実験によると、むしろほめられた子どものほうが難しい挑戦を避けることがあきらかになりました。

実験では、まず人種や社会経済的地位が異なる子どもたちに知能テストを受けさせて、「①結果をほめる」「②がんばったことをほめる」「③なにもいわない」という3つのグループに分けました。

その後、難易度が異なる2回目のテストを選ばせたところ、①の子どもたちは、③の子どもたちよりも、難しいほうの課題を選ばなかったのです。①の約65%が難しい課題を避け、③は約45%、②は約10%という結果でした。

さらに、衝撃の事実があきらかになります。次に難易度の高いテストを受けさせたところ、①はほかの子どもたちよりも挑戦を楽しんでいない反応を見せ、のちにみんなの前で成績を発表させると、①の約40%が嘘をつき、本当の点数よりもいい点数を報告したのです。

この結果から、一概に「ほめて伸ばす」ことがいいといえないのがよくわかります。結果をほめられた子どもは、自信を持つかもしれませんが、それゆえに難しい課題を避けるようになる。

しかも、まわりに「あの子はできる」と思わせることに執心し、そのためには嘘をつくことも辞さない……。そんな子どもをつくりかねないのです。

177

努力や工夫をほめると、人は育つ

「頭がいい子だね」とほめられると、その評価を維持しようとして、難しい挑戦を避けるようになる。これは、大人にもあてはまります。

社会心理学では「ラベリング効果」と呼ばれますが、人はある評価を受けると、その評価を変えないように振る舞おうとします。

「カッコいい」といわれたら、つねにカッコよくしていなければならないし、「面白い」といわれれば、少なくともその人の前では、いつも面白くあろうとするわけです。

「じゃあ、いったいなにをほめればいいの?」

とくに組織で部下を持つ立場にある人は、そう感じるかもしれません。そんなときは、前項の実験の②のグループを思い起こしてみてください。つまり、がんばったことをほめればいいのです。

いい結果が出ればほめたくなるし、悪い結果なら注意したくなりますが、どちらのアプローチもいい選択とはいえません。それよりも、結果にかかわりなく、努力や工夫をほめるのです。

いい結果が出れば、「がんばったね!」とほめる。悪い結果でも、「ここはよく工夫したね!」とほめる。すると、いわれた人は、失敗を学びに変えることができ、より難しい課題に挑戦する意欲が育まれます。

いうは易く行うは難しかもしれませんが、人間関係でリーダーシップを取る立場にある人は、ぜひほめ方を見直してみてください。

178 所属する集団を意識すると、自分も同じように変化する

人間関係がうまくいかないときは、自分が所属する集団と、価値観や考えが合っていないことも考えられます。いわば、どこか「浮いてしまう」ような状況です。

人はある集団に所属すると、その集団が持つ社会的イメージを意識して、やがて自分自身をその集団の考えや価値観に合わせてしまいます。これを社会心理学では、「ステレオタイプ脅威」と呼びます。

例を挙げましょう。一般的に中学生くらいまでは、女性のほうが男性よりも成績がいいとされています。実感する人も多いでしょう。でも、ある研究では、高校生になったころから、女性の成績が急に落ちてしまうことが確認されています。なぜなのでしょうか？

それは、「女性はさほど勉強ができなくてもいい」「女性はあまりに優秀だとかえって不利になる」という社会的イメージを受け止めて学習した結果、自分にブレーキをかけてしまったからだと推察できます。

「女なのにすごい！」

誰もがこんな言葉を聞いたことがあると思いますが、たとえ善意であっても、女性はその言葉から、「優秀過ぎるとかえって損かも」と敏感に感じ取ってしまうわけです。

自分にはなんの問題もないにもかかわらず、ある特定の社会的イメージを持つ社会や集団に属しているだけで、悩みの種が生まれることがあるのです。

179

自分と違う「ペルソナ」を設定すれば、他者を理解できる

他者のことを理解し、共感するのは難しいものです。他者とかかわるたびに、「なぜあんなひどいことをいうのだろう?」「なぜこんな態度を取るのだろう?」と理解できなければ、いつまでも相手との距離は縮まりません。

まず、他者に共感するためには、他者についての情報が必要です。例えば、他者が触れている情報を自分も知ると、他者への理解が深まります。

しかし、いま多くの人が得ている情報は、SNSからウェブ検索、ネット広告にいたるまで、個別にカスタマイズされ、最適化された情報ばかりです。

それは情報収集の効率がいい反面、自分に都合のいい情報ばかり入ってくることで、ものごとの見方が偏り、ニュートラルに思考したり判断したりするのを難しくさせています。

そこで、わたしがおすすめしたいのは、いつもの自分とは違う「ペルソナ（人格）」を意識的に設定し、その人になったつもりで情報に触れること。子どもがいる人になってみたり、高齢者になってみたり、あらゆる人物像が考えられるでしょう。

そうしていると、ふだんとはまったく違う情報が集まってきて、世界の見え方が一変します。

もし、人間関係に悩んでいるなら、気分はよくないかもしれませんが、その相手のペルソナを設定し、情報に触れてみてください。視野が広がり、それまでの自分では考えつかなかった解決策を見出せるかもしれません。

誰にでもできる方法なので、ぜひ試してみてください。

180

嫌なことに目を向けるから、悩みがやわらぐ

人は、自分が嫌なものごとから目をそらしたくなる生き物です。

でも、冷静に考えれば、嫌なことから目をそらすからますます嫌なことが積もって、より不快な状況に陥ってしまうわけです。

人間関係では、先に紹介した相手のペルソナを設定するのが効果的ですが、もっと単純にいうと、「嫌なことに目を向ける」。いったんそう決めるだけで、悩みがやわらいで楽になる場合はたくさんあります。

なかったことにしている健康上の悩み（歯が痛い、肩が痛い）や、お金の悩み（借金がある）、将来の悩み（起業するかどうか、家を買うかどうか）も、嫌なことに目を向けるから見えてくる情報があります。

あるいは、起業したり、マイホームを買ったりすることが夢や目標のとき、およそ人はそのいい面ばかりを見がちです。しかし、実際はデメリットもたくさん存在するでしょう。

つまり、嫌なことに目を向けると、得られる情報の幅が広がり、判断力が高まる。そして、質の高い情報をもとに冷静に問題に向き合えるからこそ、悩みが消えて人生がうまく回りはじめるのです。

人間関係の悩みも然り。相手の嫌なところや、相手が隠そうとしている事実。自分が感じるちょっとした違和感。そんな「嫌なこと」にしっかりと目を向ける。

本書で扱うほとんどの悩みに、この方法が使えるでしょう。

181

多様性がない集団は、滅亡する運命にある

先に、「ステレオタイプ脅威」（２３７ページ）について紹介しました。人はある集団に所属すると、その集団が持つ社会的イメージに合わせるように思考し、行動してしまう。そこに、人間関係の悩みが生まれるひとつの原因がある――。

しかし、進化の歴史を眺めれば、「多様性」を担保できない集団は、遅かれ早かれ滅亡する運命にあります。なぜなら、ある集団において「正しい」とされることが存在し、強く信じられていたとしても、いったんその「正しさ」が危機に瀕すると、集団内から危機に対応できる力が生まれないからです。

一方、多様性が担保された集団では、ひとつの価値観が危機にさらされても、ほかのマイノリティから危機に対応する力が生まれます。それまで「外れ値」とされていた人たちが、その集団を救う大きな役割を担うのです。

わたしたちが勤める会社や組織、スポーツなどのチームでも同じです。全員似たような能力やタイプの集団は、一見まとまっているようで、ひとつの考え方や価値観にこだわるがゆえに、それが否定されると見る影もなく崩れていきます。

集団の構成員に多様性があるからこそ、ものごとの変化に柔軟に対応できるのです。

人間関係の悩みはできれば解消したいものですが、なんの摩擦もなく、仲良しで集まっている集団ほど、案外もろいのかもしれません。

182

「恋愛依存症」はドーパミン依存

恋愛の悩みは人によっていろいろですが、そもそもあまり人を好きにならないタイプと、好きになりやすいタイプがいます。

恋愛に悩みがちな人はやはり後者に多く、これには「新奇探索性」という傾向が関係しています。

新奇探索性とは、簡単にいえば「新しいものごとを探ろうとする性質」のこと。個人差があり、遺伝的に決まっています。この新奇探索性には、快感をもたらす神経伝達物質のドーパミンが関係しています。

恋愛に悩んでいるときは、苦しいようでいて、実は楽しい面も多いものです。相手の姿を垣間見たり、メールに返信が来たりするだけですごくうれしい気持ちになってしまう。そこには、相手の一挙手一投足が刺激となって、ドーパミン濃度が上がる現象が起きています。

逆にいうと、なぜ恋愛が苦しいのかといえば、相手からの反応などの刺激がないときに、ドーパミンが分泌されないから。これは一種の中毒状態で、進んでいくと、恋愛依存症のような状態に陥ってしまいます。

恋愛依存症は、相手のことが好きというより、むしろ恋愛そのものが好きな状態。恋愛状態を楽しみたいので、相手を大切にすべき結婚生活や共同生活をはじめると、急にダメになる場合があります。

そして、また新しい人を探すようになってしまう。ときめきの楽しさばかりで、相手をひとりの人間として見るのが難しい、そんなドーパミン依存状態が恋愛依存症といえるでしょう。

183

男性のほうが恋の刺激が必要

要は、もっとたくさんの刺激を求めてしまう。

ヨーロッパではドン・ファン、日本では光源氏など、多くの恋を求めた人物が芸術作品に描かれてきましたが、恋の楽しみを味わいたい男性は、女性よりもたくさんの刺激が必要になるのです。

すると、あきらかに「この女はダメでしょう」という人にハマったり、「どう見てもお金目当て」という女性に惑わされたりします。

しかも、そんなことを大いに楽しんでやってしまうのです。

もちろん、女性でもいわゆる「ダメ男」についていく場合があり、どれだけ痛手を被っても、何度もダメ男を好きになってしまう人もいます。

不思議なことに、彼女たちは、ダメ男でないとドーパミンが出なくなっているのです。

143ページで述べた、ドーパミンを受け取るための受容体「DRD4」は、男女であまり違いはありません。ただし、男女の生理的な違いとして、ドーパミンの感受性の差は考えられます。

実は、男性のほうがややドーパミンの感受性が鈍いのです。

鈍いとどうなるか？　同じ快楽を得るのに女性よりも多くのドーパミンが必要になり、ドーパミンの要求量が多くなります。

184
「ダメ男」に惹かれるのは、遺伝子を多く残したいから？

ナルシシスト、身勝手、嘘つき、思いやりの欠如、浮気性……。多かれ少なかれ、人はこのような性質を持っていますが、これらの性質を複数持っていたり、その度合いが強かったりする男性を、いわゆる「ダメ男」と呼んでも差し支えはないでしょう。

でも、実に多くの女性が、こんな「ダメ男」に惹かれるのです。いったいなぜなのでしょう？

これはあくまで仮説ですが、女性が自分の遺伝子をできる限り多く残したいためとも考えられます。男性だけでなく、当然女性の脳にも、自分の遺伝子を多く残そうとするメカニズムが組み込まれています。

ただ、多くの女性と関係を持てる男性とは異なり、女性は産める子どもの人数に限りがあります。

そこで、自分の子ども（男の子）に遺伝子をばらまいてもらえば、自分の遺伝子をたくさん残せるというわけです。

ダメ男の遺伝子を受け継ぐ子どもであれば、一般的な男性との子どもよりも、自分の遺伝子を広範にばらまけるかもしれない。だからこそ、たくさんの女性と関係を持つ可能性が高い「ダメ男」に女性は惹かれてしまう……。

もちろん、そんな男性を選ばない女性はたくさんいますが、なぜか「ダメ男」に惹かれてしまう本能が、一定の女性たちの脳に組み込まれていると考えることはできるのです。

185

人類の文明が進むに従い、恋愛はただの遊びになった

人間はなぜ婚姻をするのでしょうか？　それは自分のリソースを維持し、資産の散逸を防ぐためです。

そして、もうひとつのミッションが、出産と子育てをするためです。

でも、考えてみれば、恋愛はこのふたつのミッションに必須ではありません。人類の文明が進むに従って、恋愛は生殖活動の枠を飛び越え、ただの「遊び」になってきたのです。

たしかに恋愛には、先のふたつのミッションをうながす役割はあります。恋愛関係が発展し、婚姻へと進むイメージです。しかし、恋愛の快楽にハマり過ぎると、むしろミッションから遠ざかるほうへと進みます。

なぜなら、恋愛で悩んだり、楽しんだりしているときは、ドーパミンによる快楽が強く、脳の前頭葉の機能が落ちるからです。すると、恋愛相手の言動の矛盾に気づかなくなったり、仕事中も上の空になったりして、少し考えればわかるような計算や知的作業もできなくなってしまいます。

もっと行き過ぎると、結婚詐欺などにも遭いやすくなってしまう。不倫をしている著名人なら、ふたりで歩くと写真に撮られることがわからなくなってしまう。むしろ、まわりに匂わせるような言動をするなど、行動の水準がどんどん下がっていきます。

そんな快楽を得る手段としての恋愛にハマると、本来のミッションである資産の散逸を防ぐことや、出産や子育てを置き去りにして、壊す方向に働いていきます。

恋愛はただの遊び。恋愛を楽しんでいるときは、お酒に依存しているときと変わらないのかもしれません。

186

「若さ」や「美人」であることは、長期的に使えない価値

恋愛をするとき、「若さ」や「美人」であることの価値を信じ過ぎるのは、あまり賢い戦略とはいえません。なぜなら、それらは長期的には目減りしていく、長くは「使えない」価値だからです。

そんなことは誰でも知っているのに、実際は、多くの人がその減損する価値を追い求めてしまいます。短期的には得を取れるからですね。

でも、時間の流れは不可逆なので、「若さ」や「美人」といった価値で勝負をしても先は見えています。

しかも、目減りしていく価値を維持するには、それなりの経済力も必要。ちょっと世の中を見渡しても、高価なアンチエイジング商品や、美容整形などが相変わらずの人気です。

身も蓋もない言い方ですが、「若さ」や「美人」であることは、かなりの経済力がないと維持できないものなのです。

それよりも、別の価値を自分のなかに育てていくのが、長期的には賢い戦略になるでしょう。

なんだっていいのです。自分が夢中になれるものや好きなことを、何歳からでもはじめて、追い求めていく。そうして人生を楽しんでいる人が、恋愛においても、真の魅力を身につけていくのだと思います。

187

誰かのために生きることは、心地よくても長く続かない

人はときに、「誰かのために」生きようとすることがあります。

とくに女性の場合は、男性を支えるべきとする社会からの刷り込みもあり、そんな思いにハマりがちです。そして、やっかいにも、誰かのために生きるのはとても気持ちいい。どこか甘美な感覚があるのです。

でも、知っておくべきは、それも長くは続かないということ。誰かのために生きるのは、結局のところ自分の思いを抑えて生きるに等しく、たとえ自らが決めた行動だとしても、報われない出来事が起これば、容易に「なぜわたしばかりが……」という気持ちに変わります。

大切なのは、ほかの誰かよりもまず、自分自身を大切にすることです。その基準をしっかりと打ち立てたうえで、自分が「一緒にいてもらいたい人」を愛すればいい。

そんなあなたを理解し、受け入れてくれる相手なら、きっとその人自身も「自分を大切にできる」人でしょう。

147ページなどで「利他」の大切さに触れましたが、自利・利他は相反するものではなく、相互にリンクするものなのです。自分を大切にするからこそ、自分の大切な人々も大事にできる。

そういう相手を選べば、すぐに破綻するような恋愛に陥ることはないのです。

188 理想の相手を求めていたら、脳はいつまでも決断できない

どんなことでも、「決める」というのは難しい作業ではないでしょうか。ましてや恋愛となると、悩んで、考え過ぎて、肝心のチャンスを逃してしまうことも。

脳はなるべく消費エネルギーを節約しようとするため、本来怠け者であり、複数の選択肢から選んで決めるのも苦手です。

複数の相手から候補を絞って、「理想の相手」を決めさせる婚活サイトや婚活パーティーなどは、実は脳にとっては苦行でしかないのです。

あまりに出会いのチャンスが少ない状況なら、婚活関連のサービスを積極的に使うのはありでしょう。しかし、選択の幅を広げようといくつものサイトに登録し、パーティーへ出かけていても、脳はいつまでも決断できません。

逆に、選択肢の数が減ると、脳の認知負荷が軽くなります。たくさんの選択肢から選んだほうが、結果の質は高まるように思えますが、例えば二者択一のほうが貴重な人生の時間を無駄にせず、スムーズに正しい決断ができます。

もちろん、二者択一にこだわる必要はありませんが、恋愛相手を探し求めれば求めるほど、いつまでも見つからない（＝決断できない）ことになりかねないのは、知っておきたいところです。

189

「恋に夢中」は3年ほど

女性が自分の遺伝子を、子どもを通じてばらまくためには、まずもって出産をする必要があります。ただし、出産は女性の心身にかなりの負担を与えるもの。合理的かつ理性的に考えれば、そんな危ない行為を進んで行おうとは考えないのがふつうです。

それでも、たくさんの女性が「子どもがほしい」と思います。それは、人間が後世に子孫を残すために、脳に備わっている「論理や理性にもとづいて慎重に判断を下すシステム」を麻痺させるからです。そうして、直感力ともいうべき、「ものごとをすばやく判断するシステム」のほうを優先させるのです。

ただし、いつまでも前者のシステムを使わないわけにはいきません。直感力だけでは、人間は生き残るのが難しいからです。

だいたい3年ほど経てば、次第に直感で決めた恋も冷めはじめます。期間には個人差がありますが、恋愛や結婚生活を長く続けたいのなら、この3年という期間のあとをイメージしておくことが大切。

「3年後もこの人と一緒にいたいだろうか？」

「3年後もわたしを大切に扱ってくれるだろうか？」

恋が冷めていく3年後を考えておくことが、恋愛や結婚生活を長く続けていくひとつの方法です。

190 夫が片道45分以上通勤していると、離婚率が上がる

多くのビジネスパーソンが感じる日常のストレスで、典型的なものが「通勤」ではないでしょうか。コロナ禍によって緩和されたものの、満員電車でぎゅうぎゅう詰めになったり、渋滞に巻き込まれたりすると、せっかくの一日のはじまりからストレスがどんどん積み上がっていきます。

通勤について、興味深い調査結果が報告されています。スウェーデンのウメオ大学の研究によると、夫が片道45分以上の通勤をしている家庭は、そうでない家庭に比べて離婚率が高くなるというのです。

つまり、通勤には想像以上に強いストレスがかかっていて、それがほぼ毎日となると、容易に忍耐力の限界を超えてしまうと推察できます。結果として、夫婦間のけんかやトラブルが絶えなくなり、離婚にいたるケースが増えるのでしょう。

個人差はあるものの、人間の忍耐力の総量には限界があります。そして、その忍耐力を知らないうちに目減りさせているものが、毎日の通勤である可能性が高いのです。

最近パートナーとうまくいっていない……。そう感じている人は、案外長い通勤時間に原因があるかもしれません。

191

女性は基本的に、男性のアドバイスを求めていない

あなたのまわりに、さほどルックスはよくないのに、なぜか女性にモテる男性はいませんか？　そんな男性がいれば、ちょっと観察してみてください。女性の話をうんうんとうなずきながら、よく聞くような男性ではないですか？

もしかしたら、話を聞いているふりをして、適当に相槌を打っているだけかもしれない。それでも、やっぱり話を聞く男性は不思議とモテるのです。

賛同する女性は多いと思いますが、はっきりいって、女性は基本的に男性のアドバイスをまったく求めていません。そうではなく、自分がいま抱えている悩みや不安を、ただそのまま受け止めてほしいだけなのです。

男性は女性の悩みを知ると、ついその対処法を考えて伝えようとします。でも、女性にはいまいちピンとこなくて伝わらない。そうして、男性は「せっかく親身になってやったのに」となり、女性は「ちょっとズレてるんだよね」となってしまう。

先に、ダメ男だからこそモテるという身も蓋もない事実を紹介しましたが、もうひとつ、正反対ともいえる、モテる男性の性質があります。

それが、誠実であること。

自分の意見を脇に置いて、とにかくまず相手の話を聞く姿勢を持つ。そんな姿勢が、女性に深い安心感を与えるのです。

192

人間は愛なくして生きていけない

愛情というものは、わたしたち人間が生きていくうえでとても大切なものです。人間は、愛なくしては生きていくことは難しい——。それを証明した実験がかつて行われました。

これは、現在では倫理的に許されない実験です。スイスで心理学者ルネ・スピッツが、第二次世界大戦によって孤児になった55人の乳幼児に対し、「愛情を与えずに育てたらどんな状態になるのか」を調べたのです。

例えば、ふつうの乳幼児なら得られるはずのスキンシップ（親に撫でられたり、抱きしめられたりすること）を、いっさいされずに育ったら？　結果は残酷なものでした。なんと44人が、成人を迎えずに死んでしまいました。

人は愛なくしては、文字通り生きていくことができないのです。

しかし、このような愛情を欠いた孤立した状況に置かれている人は、世の中にはたくさん存在します。そんな人たちを、悪意を持って利用しようとする者もたくさんいます。

わたしたちは各々の恋愛に悩みながらも、愛情そのものの大切さを、深く認識しておく必要があるのでしょう。

193

自己嫌悪の感情は、学習のためのフィードバックシステム

自分の言動や性格に悩み、自己嫌悪に陥ってしまうことはよくあります。

自分の発言を思い返して、「なんであんなことをいっちゃったんだろう」と悔やんだり、「どうして人前でうまく振る舞えないんだろう」とがっかりしたり。

自分ではうまくできたつもりでも、それ以上にうまくできる人を見ると、また自信がなくなってしまったり……。

でも、わたしはこのときの「嫌な感情」がなければ、人は絶対に成長しないと考えています。なぜなら、自分の足りない部分や不適切な点を修正できないからです。

つまり、悩みとは、学習のための「フィードバックシステム」なのです。

より適応的に生きられるように、人間に学習させるための仕組みのひとつ。「あんな思いはもう二度とすまい」と思わせて、強い力で学習させる仕組みなので、嫌な感情に包まれるのは当然です。

たしかに、嫌な感情をあまりに積もらせると、自分の悪口を自分で言い続けているようで、疲れてしまいます。

でも、極端な感情でなければ、自分の性格に悩んだり、自己嫌悪に陥ったりするのは、むしろ人間として正常なことなのです。

194 できない自分が悪いのではなく、努力が間違っているだけ

がんばっているのに、努力が報われなくて自己嫌悪に陥る場合もあるでしょう。

でも、努力をしても目標にたどり着けないときは、まず「努力の方法が間違っている」可能性を考えてみてください。できない自分がおかしいのではなく、方法が間違っているに過ぎない場合がかなりあるのです。

正しい方法を取り入れれば、案外すぐに、うまくできるようになるかもしれません。

正しい方法がわからないから、悩む人もいるでしょう。その分野でメンター（優れた指導者、恩師）がいればいいのですが、そんな人もなかなかいない。そんなときこそ、自分と他人を単純に比べがちですが、適切な相手と比べないと悩みは深まるだけです。

勉強なら、試験でフィードバックを得られます。でも、「自分が話す言葉はどのくらい伝わっているのか」といった種類のことは、自分ではなかなかわかりません。

そんなときは、もうほかの人の顔を見ながら、修正していくしかありません。

「それがつらいんだ」という人もいるかもしれませんが、自分なりに他人からのフィードバックを受け止めて進んでいける人が、結果的には早く学習できるのです。

自分に自信がある人よりも、自己嫌悪に陥りながらも進んでいける人のほうが、成長する可能性は高いといえるでしょう。

195

自信がないほうが学習効率がいい

わたしは10代や20代のころ、自分にあまり自信が持てませんでした。そして、そのことを埋め合わせるかのように、ずっと勉強をして過ごしていました。なにかを学んでいれば、昨日の自分よりは知識が増えて、少し安心できたからです。

そんな自分に対する自信のなさを感じなくなったのは、ようやく40代に入ったころから。それには、年を経て自然に解決してきた面も大きいと考えています。

もしいま、自分に自信が持てないと悩んでいる人がいたら、ぜひそのいい面にも目を向けてみてください。それは、自信がないほうが学習効率がいいということです。

人は自信がないからこそ、不安になります。そして、その不安のもとを解消しようと、なんとかして学び、知識を身につけようとするのです。

もちろん、極度な不安状態ではパフォーマンスは落ちてしまいますが、自分に自信が持てないのは、学習によって自分をより強くしていくために、不安感情が高められている状態だと見ることもできます。

いま自信がなくても、いずれその不安はやわらいでいきます。

自信がないと感じるときこそ、様々なものごとを学び、身につける絶好のチャンスなのです。

196 不安感情は、年齢を重ねるごとに下降していく

生きることに不安を感じたり、必要以上に自分の性格に悩んで生きづらさを抱えたりする人はたくさんいます。

ただ、先に述べたように、人は案外40代にもなると、そんな不安感情も下降していくとされています。40代という年齢に根拠があるわけではありませんが、大体そのころからドーパミンの分泌が緩やかになって、不安感情が落ち着いてくるのかもしれません。

それこそ若いときの脳は、ドーパミンが活発に分泌されて、これでもかといわんばかりに不安感情も増幅します。若いときに、そんな覚えがあった人も多いのではないでしょうか？

それでも、ある年齢を境に、脳が生理的に落ち着いてくるわけです。

だから、いま不安感情が強くて悩んでいる人も、あまりそれに抵抗しようとするのではなく、「いずれ落ち着いてくるのだから」と思って気楽に過ごしてみてください。

「四十にして惑わず」（『論語』）といいますが、年とともに脳の状態はどんどん変わっていきます。

そして、誰にでも自分らしく生きやすくなる時期が、いずれやってくるのです。

197

自分の性格が嫌なときは、「ここが困る」ととらえ直す

自分の性格がまったく嫌ではない人は、少ないと思います。しかし、ぜひ知ってほしいのは、「自分のこんなところが嫌」というのは、すべて感情の問題だということです。

そこで、自分の性格に悩んだときは、「嫌だ」ではなく「ここが困る」と、読み替えてみてください。すると、「どんなときに困るのか」の条件が浮かび上がるはずです。

わたしの場合は、子どものころから疲れやすい体質で、大量の仕事をこなせなかったり、考えたことを実行に移すまでに時間がかかったりするのを、とても嫌に思っていました。

でも、ある時期から、それを感情ではなく「困ったこと」としてとらえてからは、自己嫌悪に用いていた厳しい視線を、改善や工夫のためのきっかけとして使うようになりました。

結果として、なにごとも行動する前にしっかりと考え抜き、もっとも効率的な行動をするよう心がける習慣ができたのです。

自分の性格の気に入らない面を見つめるのは楽しい作業ではありません。

でも、それを自分で認識し、客観的に整理してはじめて、悩みも解消していけるのです。

198 自分のことを正確に見てしまうと、人は生きづらくなる

自分の性格に深く悩む人でも、脳には、楽に生きられるように自己評価を上げたり、「認知バイアス」を起こしたりして自分自身を偽る仕組みが備わっています。

この「認知バイアス」とは、自分の願望や信念を裏づける情報を重視し、評価することを指す心理学の用語です。

かつてアメリカで面白い実験がありました。ユーモア度を測るテストを行い、ユーモア度が低いと判定された人たちに、結果を伏せた状態で自分がどのくらいできたと思うかを質問したのです。

結果、ほとんどの人が「平均よりは上だと思う」と答えました。つまり、能力（この場合はユーモア度）が低い人ほど、自分を過大に評価する傾向があきらかになったのです。

自己評価をゆがめ、自分を騙して不安が解消されれば、より生きやすくなります。逆に、自分の能力が低いことを真正面から受け止めてしまうと、人はなにをするにも怖くなって、どんどん生きづらくなってしまうでしょう。

ある時期には、自分に対しての悩みは尽きないものです。

でも、脳にはもともと、あまり悩んで不安感情にとらわれないように、「自分のことを正確に見ない」認知バイアスを起こす仕組みが備わっているのです。

199

平凡であることは、生き延びるための重要な資質

自分に健全な自信を持ちにくい人のなかには、「自分には他人よりも優れたところがない」「自分はたいした個性もない平凡な人間」などと思い込んでいる人がいます。

でも、そんな意識でいると、人生で選択を迫られるたびに、他人の意向や正解を気にしてしまいます。そうして、「わたしはこの生き方でいい」と自信を持って進めなくなります。

そこで、もしいまの自分を「平凡だ」「なんの取り柄もない」などと感じているなら、その平凡な性質こそが、社会で生き延びるための重要な資質だととらえ直してみてください。

実際のところ、変に目立って攻撃されやすい人よりも、平凡な人のほうが圧倒的に生存に有利なのはいうまでもありません。

とりわけ日本社会では、ある共同体にうまく適応できる資質がかなり重視される傾向があります。

もちろん、個性をとことん際立たせて、目立って生きていくのもありでしょう。要は、生き方に正解などなく、自らの選択を自ら正解にしていくしかないということです。

平凡であることで、自信を失う必要などありません。

200

日本人の7割以上は、意思決定を苦痛に感じている

これはどちらがいいか悪いかではなく、日本は意思決定をしないほうがむしろ生きやすい社会だということです。

そのため、「決断力がない」といって、自分の性格についてむやみに悩む必要などありません。

7割以上の人が意思決定を苦痛に感じているのは、けっしてあなただけの問題ではなく、日本人の遺伝子による結果ともいえるのです。

「決断力がない」「優柔不断な性格だ」といって悩む人もいます。

２４７ページで、選択肢が多くなるほど決断が難しくなることを紹介しましたが、そもそも日本人は遺伝子のレベルで見ても、意思決定が苦手だといえます。

日本人には、脳内で分泌されたドーパミンを分解する酵素（ＣＯＭＴ）の働きが強い人が多く、自らが決断することで生じる快感を得にくいとされています。

すると、わざわざストレスがかかる楽しくもない決断を下すよりも、まわりの空気やルールに合わせる傾向が強くなります。

実は、ヨーロッパでは約60％の人が、自らの意思決定を楽しみたいタイプだとされますが、日本人の場合はわずか27％に過ぎません。

201

「意志の力」に頼らずに、環境や習慣をつくる

ダイエットや勉強など、なにかをはじめても結果が出るまで続けられないことはよくありますよね。

「わたしは意志が弱いんじゃないだろうか？」

そんな状況も、脳の機能から考えれば当然といえます。

なにかを達成するためには、なにかをがまんしなければなりません。体重を減らしたいなら、甘いものは控えなければならないし、運動もしたほうがいい。試験に合格したいなら、誘惑を断ち切って机に向かう必要があります。

そんな「意志の力」は、大脳新皮質の前頭前野で働いています。一方、食欲をはじめとする欲求や、生命維持のための働きは旧皮質で行われています。

そして、人間はまず生命を維持する必要があるため、後者が司る「情動」のほうが、意志の力などよりもはるかに強力なのです。

いつも誘惑に負けてしまうと悩んでも、それは人間にとってあたりまえのこと。人間のがまんの全体量は決まっています。根性を出して乗り切ることもできるかもしれませんが、これはとても非効率。

むしろ、意志の力に頼らずに、情動が暴走しないような環境や習慣をつくるほうが、はるかにいい道が開けるでしょう。

202

現代を生きる人間に、過度な緊張はさほど必要ではない

大むかしの人間は、つねに猛獣などの外敵を警戒し、いざとなれば戦う必要がありました。そのため、人間の体には、緊張をもたらすノルアドレナリンやアドレナリンといった神経伝達物質を分泌する機能が備わりました。

前者はおもに神経に、後者はおもに筋肉に作用します。これらが分泌されると、心拍や血圧や血糖値が上がり、戦闘態勢に入ります。

しかし、現代では、そんな態勢が必要な事態は、アスリートをはじめとする一部の人以外には、日常的にありません。緊張をもたらすメカニズムは役に立つどころか、かえって邪魔になる場合が増えています。

とくに、あがり症や過緊張といった状態は、大切な場面でのパフォーマンスを下げてしまいます。こうした症状に悩んでいる人も多いでしょう。

個人差はありますが、そんなときは興奮している自律神経（交感神経）の働きを抑えることが効果的です。よくいわれるように、深呼吸をしたり、手のひらを温めたりすると、次第に緊張が緩和されていきます。

甘いものを食べるなどして、精神状態を安定させる働きを持つ神経伝達物質「セロトニン」の分泌をうながすのもいいでしょう。

203

アイデアは実行するかどうか

なにか新しいことをしようとすると、脳がブレーキをかける。理不尽なようですが、これはもともと脳に備わった生存のための大切な機能です。

その機能が、わたしたちの日常の「実行力」の悩みにも関係しています。

よく「わたしにはアイデア力がないんです……」と悩む人がいます。だからこそ、アイデアに関する書籍が世の中にたくさんあるわけですが、ぜひ知ってほしい事実があります。

それは、アイデアは「実際に行動するかどうか」にかかっているということ。

考えてみれば、たくさんアイデアを思いついても、そのすべてを実際にかたちにするのは難しいでしょう。でも、たったひとつのアイデアでも、実行さえすればなんらかの結果が得られます。たとえうまくいかなくても、フィードバックを得て、さらにいいアイデアを思いつくかもしれません。

しかし、アイデアを実行するとは、未知のものごとに取り組むことなので、脳が恐怖心というかたちで警告を発し、ブレーキをかけてしまいます。

そこで、一気に性格を変えるのは難しいので、実行力に悩んでいる人は、まずはアイデアを言葉にして話すなど、客観視することからはじめてみてください。

そうしてまわりの人の反応をたしかめながら、少しずつ恐怖心を取り除いていけばいいのです。

204

脳は環境の変化に対応し、生存戦略をすぐに変えられる

環境によって人は変わる――。そんなことを実感したことがある人は、意外と多いのではないでしょうか。

それこそ、仕事や生活のなかで、急にリーダーシップを取るべき立場に立たされたとき。最初は慣れないものの、半年もすると役割が板についてきて、内面はもとより見た目も頼もしく変わっていく人がいます。

あるいは、急に見知らぬ土地で暮らすことになったとき。個人差はありますが、その激しい環境変化にもかかわらず、人は多かれ少なかれ必ず慣れていくでしょう。

なぜ、そんなことができるのでしょう?

それは、脳がほかの臓器と比べて、かなり不完全なものだからです。骨や筋肉や消化器や循環器が、外部の環境変化にいちいち対応して変化していたら、人は生存できません。でも、脳だけは環境の変化にいち早く対応し、生存戦略をすぐさま変えられるわけです。

「わたしはこのままで大丈夫だろうか」

「こんな性格では生きていけないんじゃないか?」

そんな悩みや不安感を持つのは、まさに不完全な脳が、未知の状況に対応しようとしているサインです。

誰しも柔軟で不完全な脳を持って生きています。

あなたの脳もまた、どんな状況の変化にも対応できる力を備えているのです。

205

性格のベースは変わらなくても、与える印象は変えられる

自分の性格は意図してもなかなか変えられませんが、生きていく過程で、気づかないうちに変わっていくものです。もともとの性格のベースは変わらないものの、人に与える印象にはかなりの変化が起こり得ます。

これは、顔立ちで考えるとわかりやすいでしょう。子どものころから骨格など顔立ちの基本的なところは変わらないものの、表情から与える印象などがかなり変わっていく人がいます。

女性なら髪型やメイクも工夫するし、男性でも髪型やスキンケアなどで相当変わります。

性格も、それと同じだと考えてほしいのです。もともとの性格のベース（顔立ち）は残したまま、与える印象を変えていけばいい――。

方法はいくつかありますが、話す「言葉」を変えていくことがかなり有効な方法であるのは、先に書いたとおりです。

また、どんなものごとも「早急に判断を下さない」と自分に約束してしまえば、続けるうちに、やがて余裕に満ちた、貫禄ある雰囲気の大人になっていけるかもしれません。

このように考えると、自分の性格に悩む人は、結局のところ、まわりの評価に悩んでいる面があるのかもしれません。自分の性格は、人と人との関係性のなかで浮かび上がるものでもあるからです。

この世界に存在するのが自分ひとりだったら、自分の性格に悩みようもないのだから。

206 脳の前頭前野を働きやすくする「余裕」をつくっておく

「脳の前頭前野を働かせる」と書くと、なにやら難しく思えますが、要するに「自分の頭で考える」ということです。

他人の言動やまわりの環境がどうであれ、つねに自分の頭で考える。自分で情報を集め、自分で判断し、結論を出して行動して、結果に責任を持つ。

そんな行動が習慣になると、無用に自分の性格に悩まない体質がつくられていきます。

多くの人が自分について悩んでしまう原因のひとつは、脳に「余裕」がないからだと考えられます。前頭前野を働かせるには、脳のほかの領域にエネルギーを使わないことが必要なのです。

ストレスでいっぱいになっていたり、寝不足でふらふらしていたり、時間に追われていたりすれば、脳のなかの「考えるためのリソース」が不足します。結果、自分の頭で考えることができなくなって、問題に対処できなくなり、無用に自分について悩むわけです。

悩んだときは、むしろふだんの生活習慣や身のまわりの環境にヒントがあります。自分の日常生活をきちんと整えていくと、はじめて脳に「余裕」が生まれる。そうして、自分の力で悩みに対処できるのです。

207

お金は信頼まで買うことができる、心をざわつかせるもの

お金というのは興味深いもので、紙やコインそれ自体にさほど価値はなくても、みんなが信頼しているから価値が生じます。

その結果、必要なものやサービスと交換できるようになり、場合によっては、人の好意や信頼まで買うことができる。愛情を買えたり、影響力といった目に見えないものを左右できたりもします。

「みんなで信じる」という意味では、まるで宗教のような力を秘めているのです。

古代では、貝殻が貨幣として使われていた事実はよく知られています。先にも述べましたが、２０１９年に発表された東京大学や名古屋大学博物館などの共同研究によると、４万年～４万５０００年前の西アジアにおいて、現生人類が貝殻を「象徴品」として用いていた形跡があるとあきらかになりました。

なんらかの象徴として使われていたということは、人間は太古より、「美しい」という感覚を持っていたと考えられます。美の感覚が共有されていると、それらを身に纏う者は大いなる存在を象徴するパワーを持つとみなされます。

そんな貝殻が、時代がくだって、貨幣としても使われるようになったのは、非常に示唆に富んでいます。

権力の有無に大いにかかわり、多くの人の心を、その美しさでざわつかせてやまない「お金」。

人間にとって、実に悩ましい存在なのです。

208

お金のある人にお金が回り、ない人はますます奪われる

お金の悩みを考えるうえでは、お金は様々な力を持つものだという事実を、いま一度見直すことが必要です。

例えば、高齢者にとっては、医療費として出せるお金は事実上、命の値段になる面があります。お金がある人のほうがより質のいい医療を受けられて、命を永らえることができると、みんなうっすらと知っています。

一方、若年層なら教育格差と関係します。お金のある人のほうが、質の高い教育を受けられるのではないか？　一時期、親の社会経済的地位が子どもの学力に相関するというリサーチ（平成29年度全国学力・学習状況調査を活用した専門的な課題分析に関する調査研究）が話題になりました。

もしそうならば、親の収入が高いと子どもの教育に効いてきて、格差が再生産されるようにもなるわけです。

もちろん、親の社会経済的地位が高くなくても、家に本がたくさんあったり、大人がたくさん家にやってきて子どもが使わないような単語が飛び交っていたりするなどの環境面が影響するとする見方もあります。

それでも、親のボキャブラリーが豊富なのは、それなりに仕事もできて、稼ぎもあるという社会経済的地位があることが仮定できます。

そうして、お金のある人にますますお金が回り、お金のない人はますます奪われていく。そんな身も蓋もない現実が、さらにお金の悩みを深めていくのでしょう。

209

戦争が人々を平等にした

多くの人は、いまの時代はものすごく所得格差が広がっていると感じています。リーマンショック以後、たしかに格差は広がっています。

そんなお金の悩ましさを考えるうえで、興味深いデータがあります。『暴力と不平等の人類史 戦争・革命・崩壊・疫病』（ウォルター・シャイデル著 東洋経済新報社）という本に、わたしたちの社会における所得の格差を示したデータが掲載されています。

これは、１９４５年以前と１９４５年以降で、所得上位１％と、さらに絞った上位０・１％の層が、所得全体のどれだけのシェアを占めているかを比較したものです。

それによると、１９４５年以前は、所得上位１％の層が、なんと全体の約20％もの富を占有していましたが、１９４５年以降には８％まで減っています。

また、所得上位０・１％では、１９４５年以前は全体の８％の富を占めていましたが、１９４５年以降は２％に減りました。

つまり、著者がいいたいのは、「戦争が人々を平等にした」ということです。

無論、戦争を賛美しているわけではありません。ただ、安定した世の中が続くと、実は富の偏在が起こりやすくなる。

これもまた、お金に関する悩ましくも興味深い事実のひとつではないでしょうか。

210
お金を持つ人に人はより多く払う

平和な世の中であるほど、「富の偏在」が起こる。いったいなぜでしょうか？　ひとつ考えられるのは、富のある人により多くを与えようとする人間の性質です。

先にも述べた実験ですが、アンケートへの協力実験で、アンケートを求める人がブランドのロゴ入りの服を着ている場合と、ノーブランドの場合とで比較したところ、ノーブランドの服では14％の人が答えたのに対し、ロゴ入りの服の場合は52％もの人が答えました。

別の寄付金を募る実験でも、ブランドの服を着ていると、ノーブランドより約2倍の額を集めることができました。

ふつうなら、お金持ちに見える人にわざわざ寄付をするのはためらうと思いがちです。でも実際は、わたしたちはお金を持っている人に対して、より多くを払おうとするのです。なぜでしょうか？

それは「見返り」を期待しているからです。お金を持っている人のほうが、より多くの見返りを与えてくれるに違いない。そう考えてより協力的になってしまうのです。

ましてやアンケートを求める人の信頼性のようなあいまいなものは、正確に測れるわけがありません。

そうして、結果的に貧しい人には与えられず、お金を持っている人にはどんどん富が集まる、理不尽な構造が維持されると推察できるのです。

211 多くの購買行動は、誰かが仕掛けた意図に左右されている

お金について悩む人にとって、「お金がたまらない」「いつのまにかお金がなくなっている」というケースは多いはずです。なぜ、お金はなかなかたまらないのでしょうか？

ひとつの単純な答えは、おそらく不要なものを買ってしまっているからです。いわゆる「浪費」です。

でも、はじめから「これはいらない」と思ってものを買う人はいません。当然ながら、「これは必要だ」「これがほしい」と思って買っているはずです。それなのに、あとで冷静になると、「なぜあんなものを買ってしまったのだろう」と後悔している……。

人間は先々を予測し、判断するといった「考える」能力を持っています。これがほかの動物とは大きく異なる点です。そのため、不要なものにお金を使うのも、衝動買いをするのも、脳が考えて判断した結果だと考えがちです。

しかし、資本主義が発達した現代社会においては、一概にそうともいえません。あなたがお金を使おうとする判断は、誰かにそう「思わされた」可能性がかなり高いのです。

お金に悩んでいる人は、一度自分が誰かの仕掛けた意図に引きずられていないか、冷静に振り返ってみてください。

お金に関しては、わたしたちは、あまり自分の脳の判断を安易に信じないほうがいいのです。

212

脳は基本的に怠け者。トレンドやブームを簡単に受け入れる

購買行動においては、自分の頭を信用し過ぎてはいけない――。それは、社会心理学者のソロモン・アッシュが行ったこんな有名な実験でもあきらかになっています。

ある簡単なテストを被験者ひとりに行ったところ、正解率は95%という結果になりました。次に、7人のサクラを仕込んで計8人で再度テストを行います。このとき、そのサクラにわざと間違えた回答を述べさせると、なんと被験者の正解率は65%にまで低下したのです。

要するに、ほかの多くの人が選んでいる考えに影響されて、被験者は自分の考えを取り下げてしまった。

これは同調圧力の実験で、わたしたちには、多くの人の選択に合わせておけば安心できるという心理があるのです。いわゆる「空気を読む」といった行動もそれにあたります。

また、多くの人が支持する選択に合わせるほうが、脳も消費エネルギーを節約できて楽になります。脳の認知負荷が下がるわけです。

こうした人間の心理を利用するために、物を売る人たちはとにかくトレンドを生み出そうとします。ある程度の人数さえ味方にしてしまえば、あとは多くの人が自分の判断よりも、いとも簡単に他人の判断を優先させてしまうからです。

集団に放り込まれると、人はますます自分の脳を使って理性的に考えるのが難しくなるのです。

213

日常が乱れると他人に騙される

人間の体はノルアドレナリンやアドレナリンの分泌によって、緊張がもたらされます。この働きによって心拍や血圧や血糖値が上昇し、場合によっては、あがり症や過緊張といった状態を引き起こします。

そんな症状を適度に抑えてくれるのがセロトニンです。セロトニンには精神状態を安定させる働きがあり、約90％が小腸に存在します。腸内環境をよくすると、セロトニンの分泌がうながされると主張する人もいます。

また、セロトニンは、他者との触れ合いによって分泌されるオキシトシンの感受性も高めてくれます。オキシトシンは、人と人との信頼関係の形成にかかわる脳内物質です。

つまり、人とのつながりが途絶えて、誰とも本音で話せないような孤独な環境に置かれると、セロトニンやオキシトシンが分泌されにくくなるともいえます。そんな状況で、焦りや緊張や不安を感じると、人間はどんどん判断力を失っていってしまうのです。

簡単に儲け話に乗ったり、他人に騙されたりして、お金を失う可能性も高まっていきます。高齢者を狙った詐欺行為の被害者は、多くが孤独な状況にある人たちです。

詐欺行為でなくても、焦りや不安を煽って、消費者からお金を引き出すようなマーケティング手法も横行しています。

規則正しい食生活や良好な人間関係によってセロトニンやオキシトシンが正常に分泌されていると、結果的にお金を守ることにもつながっていくのです。

214
「自分だけは騙されない」と思っている人が、騙される

セロトニンをはじめとする神経伝達物質の不足のほかに、他人に騙されがちな人に欠落しているのが、「メタ認知」と呼ばれる能力です。

メタ認知は、自分を客観視できる能力のこと。いま自分が置かれている状況を的確に把握できる能力が高ければ、当然、騙されることも少なくなるでしょう。

この能力が高い人は、自分にとって不都合な事実も、事実として客観的に認識できます。

例えば、自分の財政状況が悪くなっていたとしても、その事実を見て見ぬふりをしないので、早いうちに対処できるわけです。仕事でも、都合の悪い状況を直視することができるので、トラブルを最小限に抑えることができます。

逆に、自分に都合の悪い事実をすぐ否定したり、「自分だけは大丈夫」と信じ込んだりしている人は、メタ認知の力が低いといえます。

そんな人は、いまの状況を正確に把握できず、ここぞというときに、なぜか悪手ばかりを繰り出してしまいます。

騙される人にはそれぞれ傾向がありますが、もし「自分だけは騙されない」と思っているのならば、注意したほうがいいでしょう。

215 日記をつけて自分を観察すると、「メタ認知」を鍛えられる

ふだんの生活のなかで、どうすれば「メタ認知」の力を鍛えられるのでしょうか？　これについては、実践しやすい方法のひとつとして、日記をつけることをおすすめします。

日記といっても、ただ1日の出来事を記録するだけではありません。

「そのときどんな気持ちになったのか」、そんな感情の動きも含めて記録するのがポイントです。

このとき、よく前向きな気持ちだけを書く人もいますが、悲しかった気持ちや悔しかった気持ち、イライラした感情といった、ネガティブな感情も含めて記してみてください。

もちろん、ネガティブな気持ちばかりを書き連ねるのは避けるべきですが、自分がどんなときに怒りを感じ、どんなときに動揺しやすいのか、自分についての意外な事実を客観的に認識できます。

そのためには、ふだんから日記を「読み返す」ことも大切。自分を客観視するのは難しいからこそ、ふだんから自分の心の動きを記録して読み返しておけば、行動パターンをつかめて、結果的にメタ認知の力が鍛えられるわけです。

すると、次に似たような状況に遭遇したとき、より客観的な視点で、冷静に対処できるようになります。

216

苦労せずに稼ぐと、強い快感になってやめられなくなる

脳は基本的に怠け者なので、お金も苦労せずに稼ぐことができたら、大きな快感を得ます。脳から神経伝達物質のドーパミンが分泌されて、自分に〝ご褒美〟をあげる回路である「報酬系」が刺激されるのです。

また、ドーパミンはリスクを背負って得たものや、努力して得た結果に対して、さらに大きな快感になります。

この性質を活用した、典型的なものがギャンブルです。ギャンブルはある程度のリスクを背負わなければならないので、自然と気持ちが前のめりになります。

また、運頼みの宝くじなどとは違って、競馬や競輪やパチンコなどは、これまでの経験や知識やスキルなど、ある程度の努力にも左右されます。

わざわざ時間をつくってその場所へ通い続けるのも、努力といえば努力です。

だからこそ、ギャンブルでお金を稼げたら、大きな快感となってやみつきになるのです。しかも、パチンコやスロットは、ある程度当たるようにプログラムされているので、さらにやめられなくなるわけです。

苦労せずにお金を稼げたら、気持ちよくなってさらにお金を投入してしまう。

そうして多くの人が、長期的には、お金の苦労が絶えなくなるのです。

217

依存症の原因は心の弱さではない

ギャンブルやアルコール、薬物などに依存してしまう人がいます。そこまでいかなくても、スマートフォンやゲームにのめり込む人も増えています。

このような依存症の人たちは、「心が弱いのだろう」「意志が弱くて誘惑に打ち勝てないのだ」などと思われがちですが、依存症の原因は、脳内で分泌される神経伝達物質のバランスに異常があることです。

漠然とした「心の弱さ」などではなく、依存症の人は、むしろ強い気持ちで「やめたい」と願っています。それでも、やめられないのが依存症の恐ろしさです。

神経伝達物質のドーパミンが過剰に分泌されて、「報酬系」の回路が激しく刺激されれば、およそどんな人でもその暴走を意志の力では止められません。

しかも、誰にでも依存症になるリスクは潜んでいます。例えば、お金に関していえば、人を依存させるために仕掛けられた商品やアミューズメントが世の中にはあふれています。

ちょっとした刺激を受けたのをきっかけに、買い物依存やゲーム依存に陥ることは誰にでも起こり得るのです。

ふだんから根拠なく、「自分は大丈夫」と過信しないことが、お金を守る大切な姿勢になります。

218

多くの日本人は、お金を正しくないものとして認識している

お金の悩みが尽きないのには、もしかしたら日本社会が持つ文化的背景も関係しているかもしれません。

日本では、限られた資源や地理的条件のために、集団で行動することが生存条件として重視されてきました。ひとりだけ大儲けしたり、抜け駆けしたりすれば、「あいつは汚いやつだ」と集団から排除され、村八分にされました。

この構図は現代にも根強く残っています。村八分は、ただの弱い者いじめではなく、集団の和を乱す者に社会的制裁を加えることです。

個人の力が増した現代社会においても、ただ気に食わないというだけで、バッシングが横行しているのはご存じのとおりでしょう。

実は、脳のなかでは、「きれい・汚い」と「正しい・正しくない」を認識するのは、同じ「内側前頭前野」という部分が担っています。すると、先の「あいつは汚いやつだ」という評価は、たとえ正当にお金を稼いだとしても、お金儲け自体が「正しくない」と認識されていると考えることもできます。

そんな風潮が強い日本社会では、お金儲けに対して罪悪感を持ちがちになります。少なくともいい評価はされないのだから、排除される不安感を持ってしまうでしょう。

そんな感情の問題も、日本人のお金に対する悩みの背景にあるはずです。

219

お金があればあるほど、人は幸せになれるわけではない

お金はあればあるだけいいし、少なくとも邪魔にはならないと多くの人は考えがちです。

しかし、ノーベル賞を受賞したダニエル・カーネマン教授が行った、お金の多寡と日々の幸福感を測る有名な研究によると、必ずしもそうとは言い切れないようです。

研究では、年収で7万5000ドル（当時の相場で約630万円）以上を稼ぐと、それまで年収アップに比例して増えていた幸福感が、頭打ちになっていく傾向があきらかになりました。

それはアメリカ社会にいえる傾向ではないかと思う人もいるかもしれませんが、日本でもいくつか追試がされています。

例えば、2011年度の内閣府調査では、世帯年収を1200万円以上稼ぐあたりから幸福感が増えなくなり、むしろ1400万円以上になると、幸福感が下がっていくという結果が報告されています（「世帯年収と幸福感」）。

幸福感をさほど感じなくなるのならわかりますが、むしろ幸福感が減っていくというのは驚きではないでしょうか？

つまり、お金が増えれば増えるほど、人は幸せになるわけではないということなのでしょう。

220

脳は自分が得をした金額よりも、周囲との差に反応する

お金を持っていても幸せになれるとは限らない理由のひとつは、脳には金額そのものより、むしろ「他人との差」に鋭く反応する性質があるからです。

仮に、ひとりで年収2000万円を稼ぐ能力があるのなら、おそらく、自分と同程度かそれよりも多く稼げる人たちとの交流が増えていくことでしょう。すると、そこで自分と他人とを比べてしまいます。

また、自分より収入の多い人が現実にいると知っているので、自分より収入が低い人と比べて満足するのを、虚しい行為に感じるかもしれません。

こうして身近な他人と比べて、幸福度は意外と低くなると推察できます。

そこまでお金を持っていなくても、人は他人と比べる誘惑から自由ではありません。

「あの人はあんなに稼いでいるのに、わたしはなぜ少ないのか」

「大企業に比べて中小企業の給料は厳しい」

そんなお金の悩みは、かなりの程度、人との関係性に帰着するのが現代の特徴ではないでしょうか。

あなたがいまお金に悩んでいるのなら、もしかしたら自分の身近な人たちと、自分の収入を比べてしまっているからかもしれません。

221

3年後の世界を見据えて、お金と仕事の戦略を立てる

新型コロナウイルス感染症の流行によって、お金の悩みに直面した人は多いはずです。その不安を解消していくうえで、この先のロードマップを自分なりに描けると、気持ちが少し楽になるのではないでしょうか。なにより恐怖心を掻き立てるのは、出口が見えないことだからです。

そのとき参考になるのが、過去の疫病の大流行です。2009年の新型インフルエンザは日本に大きな影響がなかったため、1918年から1920年にかけて世界中で大流行したインフルエンザ、通称「スペイン風邪」を例にしてみましょう。

これは全世界で推定2000万~4000万人（日本では39万人）が死亡した、人類史上最大級のパンデミックでした。新型コロナウイルスと感染力の違いはあるにしても、最初の波が収まるまでに5カ月かかり、翌年冬にまた流行して、結局終息までに約3年かかったのです。

すると考えられるのは、新型コロナウイルスに関しても3年ほどは慎重にならざるを得ない時期が続くという可能性です。そのうえで、それぞれの領域で、3年後の世界を見据えた戦略をどう立てるのかが、個人レベルでも問われることになります。

資金を準備したり、仕事の業態を変えたりするなど、いまから戦略を立てて、少しでも準備・実行に移せれば、不安はやわらぐのではないでしょうか。

222 お金で、遊ぶ

お金を払ってくれるのか？　どんなものにはお金を払いたくないのか？

これを考えるのに、ＩＱは必要ありません。自分なりに考えて、小さく試してみる。失敗したら、また新しい方法を考えればいい。いわば、理科の実験のようなものかもしれません。

また、先に書いたように、多くの人がお金を稼ぐ行為を「汚い」と感じている節があります。

でも、お金は人を助けられるものでもあります。自分の欲も実現できるけれど、誰かを助けたり、苦しみを取り除いてあげたりすることもできます。

お金にはどんな価値があって、お金があると自分はなにができるのか。それについて、一人ひとりがもっと考えを深められたらいいと思います。

子どものころ、親に「お金で遊ぶな」と怒られた経験がある人は多いでしょうが、これからの時代は、みんなもっとお金で〝遊んで〟おくべきではないでしょうか。

お金について、むやみに悩まないためにも。

経済的に打撃を受けるのはとても深刻なことですが、これを変化の好機ととらえて、お金と向き合うときかもしれません。

「資金繰りで頭がいっぱい」「うちは日銭商売だからダメだ……」と悩んだときこそ、そこから一歩踏み込んで、そのほかの方法を模索すべきときかもしれません。なぜなら、いずれにしてもＡＩという大波がやってくるからです。

お金とはいったいなんなのか？　どれだけお金があれば、自分は生きていけるのか？　どうしたらみんな

223

生き方について悩むのは、理不尽な力に対する人間の抗い

自分の将来や、「生き方」について悩むことはありませんか？　とりわけ、現代は先の見えない不安を感じている人も多いと思います。そもそも、人間はいつから生き方に悩むようになったのでしょうか？

人間は、余剰時間があれば、必ずといっていいほど悩みます。でも、悩むことをあまりできなかった時代も当然ありました。例えば、一日中食べ物について考えなければならない生活は、それこそ何万年も続きました。

その何万年ものあいだに、人間は生き方に悩んでいたのでしょうか？　これについては文字や記録が残されておらず、ほとんど知る術はありません。

その後、人間の世界に宗教が誕生しました。宗教がいつ誕生したかにも様々な議論がありますが、土着の祭祀と一体となった宗教は各地にありました。

人間の工夫や努力では太刀打ちできない、理不尽な大きな力に対する人間の抗い。そうしたものを抱えながら、人間は今日まで生きてきたのです。

人間がいつから生き方に悩むようになったかについては、やはり断言はできません。ただ、約7万年前に人間は急激な脳の進化を遂げ、言葉を使うようになり、伝達手段も変わったとされています。

およそそのころから、人間は自分の将来や生き方について、少しずつ悩みはじめたのかもしれません。

224
自分のリソースを見つめ直し、自分自身を丁寧に扱う

将来や生き方に悩むとき、それをどのように前へ進む力へと変えていけばいいのか——。結局のところ、これは自分を丁寧に扱うことからはじまるのでしょう。自分にとっての人間関係やお金の意味、そして自分の性格についてゆっくりと見つめ、自分を丁寧に扱って生きていく。

なぜなら、将来の希望が持てない状態というのは、自分にどんなリソースがあり、それをどのように生かしていけばいいのか、わからない状態だからです。

わかりやすい例を挙げると、多くの若い女性が、将来を見越して結婚を急いでしまいます。世間から「賞味期限」を指摘され、「若さ」によって評価される期間には終わりがあると刷り込まれるため、そのリソースを失うことで「生きていけないかも……」と不安になるわけです。

つまり、彼女たちは、自分のリソースが若さしかないと思い込んでしまっている。そして、そのリソースが減る前に、「誰かわたしを見つけて」と婚活に走るわけです。

でも、人は若さ以外にも多様なリソースを持っています。別に知的なものに限らず、人を癒やす能力もリソースになるし、やれることはいくらでもあります。需要と供給のメカニズムさえわかれば、自分の能力やスキルを生かせる場所は必ずどこかにあります。

それをつくる工夫こそ、将来が見えにくい不安な時代にするべき。大局的に見て、できる工夫をできるところからやっていく。

すると、将来の悩みは、より軽くなっていきます。

225

自分に「求められること」を軸に、ロードマップを描く

自分が必要とされる場所をどのように見つけていけばいいか?

人間は、「自分はいらない人間なんじゃないか」と感じるときに、大きなダメージを受けるといわれています。例えば、職を失ったときは、経済的な基盤が失われる状態よりも、自分が社会から「いらない人間」だといわれているように感じるほうが、強いストレスになるのです。

たとえ生活保護の仕組みがあっても、もし「自分はおこぼれに与って生きている」ととらえてしまったら、敗残感のなかで大きなストレスに包まれ、将来に希望など持てなくなってしまうでしょう。

そこで、いま将来に不安を感じている人は、自分になにができるのか、いくつか軸を探しておくのをおすすめします。どんなことでもいいのです。いまから語学を勉強してもいいし、いろいろなアイデアが考えられるでしょう。

とくに、若い人は学習速度が速いため、自分の時間という貴重なリソースをマネタイズすることしか思いつかないかもしれません。あるいは、自分の夢や「やりたいこと」にこだわり過ぎるかもしれない。

でも、実は社会から「求められていること」と、それに対して「自分ができること」から探したほうが、将来のロードマップを描ける可能性が高くなります。

端的にいえば、「自分の能力」のマネタイズにもっと着目し、それを磨いていくのが、将来の不安をなくしていく有効な方法なのです。

226

「いま自分ができること」からはじめていけばいい

19世紀末から20世紀初頭に活躍した画家アルフォンス・ミュシャは、当時「新しい芸術」として一世を風靡した美術運動、アール・ヌーボーの代表的存在として、いまも世界中で高い人気を誇ります。

ただ、ミュシャの油絵はそれほどまでは知られていません。晩年の大作『スラヴ叙事詩』は素晴らしい作品ですが、それよりも人気を博して売れたのは、若いころに描いたイラストやポスター作品のほうです。

それらは、彼が本当にやりたかったことなのか？

どうやら、けっしてそうとはいえないようです。彼は仕事と割り切ってやっていて、本当に情熱を傾けていたのは油絵のほうでした。

それでも、彼のポスター作品は、いまだにすごい人気ぶりです。毎年のように展覧会が開かれ、世界中の人がその存在を知っています。これほどまでの能力を持ちながら、「やりたくない」といって、やらない選択肢は果たしてあるのか？

ミュシャの作品を前にすると、わたしはやはり、「できること」は、できることとしてやるべきだと感じます。

「やりたいこと」はいつでもできる。仮にやりたいことが仕事になっても、それで評価を下げると、精神的なダメージを受けてしまいます。

そんなときは、「できること」や「求められること」をやればいい。その両方を持っていれば、レジリエンス（対応力）が高まります。

やりたいことは大事に温めて、まずはやれることからはじめていく――。そのためにも、自分になにができるのか、丁寧に探ってみましょう。

227 子どものころに染みついた「思い込み」を洗い直す

子どものころ、「将来なにになりたい?」と大人たちに聞かれた経験はありませんか? そのとき、「わからない」と答えると、なんだか考えのない子どものように思われてしまうものです。

だからといって、そのときに、無理に大人を納得させる答えをいってしまったらどうなるでしょう?

例えば、人間の体に興味があって、将来は医学に関係する仕事をしたいとします。でも、「医者になりたい」と答えてしまうと、「わたしは医者になるしかない」と思い込んでしまい、むしろ視野が狭まる場合があるのです。

別に医者にならなくても、医学の分野で働けるし、薬剤師や研究者のほうが合っているかもしれない。でも、医者とは違う職業に就いたとき、なんとなく不安になったり、親に対して後ろめたさが生じたりします。

そこで、これからの生き方を考える際には、そんな子どものころに染みついた考えや、自分の思い込みを、ぜひ見つめ直してみてください。

「自分がいまやっている仕事は、自信を持って人にいえるし、満足もしている」と、自分で洗い直していくのです。すると、無意識にこびりついたネガティブな感情が薄らいでいきます。

自分を丁寧に掃除する感じで、心に染みついたゆがんだ感情を少しずつ洗い直していく。

そうして、自分の才能や「できること」を、自分で理解できるようになっていきます。

228

心配事の8割以上は、むしろいいことが起きている

人間が抱く様々な悩みのメカニズムと、その現実的な解消法を含めて紹介してきました。

悩みというものは、いま起きているものごとだけに起因するわけではありません。人間はまだ見ぬ未来を悲観し、不安になって悩む場合もあります。そして、これもまた人間が高度に発達させた、生存のための特殊な能力です。

ただ、誰にもわからない未来に対して、悩んだ結果どうなるのでしょうか？

面白い実験があります。アメリカのシンシナティ大学の調査によると、毎日のように不安感にとらわれてしまう人たちを対象に2週間の追跡調査をしたところ、心配していたことの実に85％で、むしろいい結果が起きていたのです。

もちろん、日本人はアメリカ人よりも不安を感じやすい傾向があるため、一概に日本人にあてはめて結論は出せません。

しかし、残り15％についても、その8割は当初考えていたよりはいい結果だったと答えたといいます。

要するに、「まだ見ぬ不安」というものは、まだ見えないだけに、必要以上に悪く考えてしまう傾向が人間の脳にはある。

これは、将来に対して悩みがちな人に、ぜひ覚えておいてほしい事実です。

229

仕事ができない女性部長は、あまりいない

仕事を持つ女性は、男性に比べて、どうしても将来や生き方について悩むものです。なぜなら、仕事と家庭という本来なんの関係がないものを結びつけて、女性を責める風潮が社会に厳然とあるからです。

「仕事はできるけれど、女としてどうなんだ?」

「まだ結婚相手がいないらしいよ」

日本社会には、そんな言動がいまだ堂々とまかりとおっています。逆に、男性の場合なら、仕事さえできれば多少は私生活が乱れていても、女性ほど問題にされません。

はっきりいうと、仕事ができない男性の部長はいても、仕事ができない女性の部長はあまりいません。そのため、仕事ができない男性の嫉妬心に火がつくのでしょう。男性の嫉妬心はとても強いので、理屈に合わなくても、「仕事も家庭も完璧な女性像」をつくり上げて、女性に押しつけるわけです。

でも、これは男性優位社会の幻想に過ぎません。だからこそ、女性はそんな言動をする男性に対し、もっとふてぶてしくなったほうがいいとわたしは思います。

それこそ、なにか理不尽な物言いをされたら、すぐさま「それがなにか?」「私生活がうまくいっていないんですか?」などと切り返せばいい。相手がどんな立場でも構いません。失礼な言動を許してはならないのです。

美人になるよりも、芯の強さを身につけること。

そうしたほうが、女性はむやみに搾取されない人生を歩めます。

230

選択を間違っても、その都度リカバーして進めばいい

生き方に悩んでしまうのは、どこかに「正しい答え」を探し求めているからなのかもしれません。

わたしたちは子どものころから、試験をはじめ、どこかにある正解を求めることをごくあたりまえのようにとらえています。また、自分と他人の出来不出来をつい比較することにも慣れてしまっています。

でも、自分は自分、他人は他人です。どこかにある正しい答えというものは、要するに他人が決めた答えではないでしょうか。

自分が「間違った選択をした」と感じても、その都度リカバーして進んでいけばいいし、失敗のない人生なんてあり得ません。

それよりも、むしろ「選んだ答えを正解にする」力のほうがずっと大切です。

「失敗してしまったけれど、それがかえってよかったのかもしれないな」

そう自分で思える姿勢と基準を身につけることが必要なのです。

自分と他人とを比べてあれこれと思い悩むのではなく、「自分が感じる幸せの基準」にもっと正直になってみましょう。

あたりまえですが、本来は、誰もが自分の好きなように生きていいのです。

231

友だちやお金が少なくても、人としての価値は失われない

「この先、どうやって生きていったらいいのだろう？」

人は折に触れてそう思うものです。それは命が失われる恐怖よりも、おそらく命がずっと続いていくなかで、「惨めな状態」で生きたくないという切実な気持ちなのでしょう。

ここまで書いてきたように人間関係やお金などが充実していれば、幸せを感じて生きられるかもしれません。ただ、裏を返せば、これらの要素を気にしている時点で、それらに依存しているともいえないでしょうか？

友だちがいなくなったら、それは不幸でしょうか？大切にしていたパートナーと会えなくなれば寂しいかもしれませんが、それで不幸になるのでしょうか？お金がなくなれば、人間としての価値は減ってしまうのでしょうか？

そんなことを、あらためて考えてみてほしいのです。世の中にはお金がなくても、友だちが少なくても、幸せに生きている人はたくさんいます。孤独によろこびを見出す人は、人とつながることによろこびを感じる人と同じくらいたくさんいます。

ましてや、これほど離婚率が高い時代に、パートナーがいないと不幸だなんてまったくいえません。

深い幸福を感じて生きるには、自分自身で「生まれてきてよかったな」と思える人生を送ることです。

そして、それは自分だけの生き方に満足して生きる行為にほかならないのです。

232

幸福の条件はない

生き方の問題について、わたしは「幸福の条件」などないと考えています。

自分の好きなことをただやれば幸せなのかといえば、そうでもない。１００歳まで生きれば満足なのかといえば、そうともいえないでしょう。

これまで述べてきたように、人間の脳は価値を測るのが苦手です。しかも、幸福というものの価値はより測りづらく、そもそも量でもないし、定義するのはかなり難しくなります。

もちろん、種々の研究では被験者へのアンケートなどによって点数をつけて測ります。そのとき、被験者は心のなかでどのように点数をつけているかといえば、おそらくは「変化量」です。

以前の状態からどれだけ変化したのか？　その変化を、成長や幸福だととらえているのでしょう。

年収が３００万円から４００万円に増えれば、とても幸せを感じるでしょう。でも、１０００万円から８００万円に減ってしまったら、すごく不幸せに感じてしまいます。

自分の生き方に満足できるかどうかは、達成した総量の問題ではなく、以前の自分からどれだけよくなったかが、大きなポイントになるのです。

233

いまこの瞬間が、人生においてはいちばん若い

将来について悩んでいると、意外な事実を忘れがちです。それは、時間の経過によって「自分もまた成長する」ということです。

わたしもまさにそうでしたが、20代でどうしてもできなかったのに、40代になって自然にできるようになったことはたくさんあります。ふつうに考えると、時間とともに経験値が増えるので、できることは増えていくはずです。

でも、将来に悩んでいる最中は、未来に成長している自分をうまく想像できません。だから、やっぱり不安になってしまう。

でも、何歳になっても人生を楽しんで生きたいなら、そのときどきで、自分の評価軸を変えていくことが必要です。

ある時点の固定化された評価軸で将来を悩むのではなく、「いま」を考えて、柔軟に生きていく。「もう年だから」という言い訳もまた、評価軸が固まってしまった典型的な感じ方です。

いまこの瞬間が、人生においてはいちばん若いのです。

人生でいちばん若いいまこそ、未来を恐れず、なにか新しいものごとにぜひ挑戦してほしいと思います。

234
慣れていることを減らし、新しいことを少しずつ受け入れる

これから新しい人生へと踏み出していきたいと思うなら、まずは日ごろから、「新しいこと」に少しずつ慣れておきましょう。

繰り返しですが、脳はとても怠け者なので、「慣れていること」ばかりをしようとします。でも、そうして過ごしていると、脳に新しい刺激が入らなくなり、脳全体が活発に働く機会が減ってしまいます。

無理にリスクを背負って、チャレンジばかりする必要はありません。わたしは、「いつもと違うこと」をするのをおすすめしています。

例えば、いつも読まないような本を読み、聴かないような音楽を聴き、行かないところに出かけてみる。それだけで、脳の前頭前野が活発に働き、新しい見方や考え方も学べます。こうした体験の積み重ねが、あなたの新しい人生をかたちづくっていきます。

毎日の通勤で、いつもと違う道を歩いてみるのもいいですね。本当にちょっとしたものごとからはじめてみてください。

そのように日ごろから「新しいこと」に慣れておくと、いざ大きめの決断を迫られたときも、いつもと違う選択をして、新しい人生へ踏み出しやすくなります。やがて、何歳になっても変わっていける自分に気づいて、将来への不安や悩みが消えていくでしょう。

脳科学から見た「幸せ」の秘密③

生き延びるために 脳は愛着を感じさせる

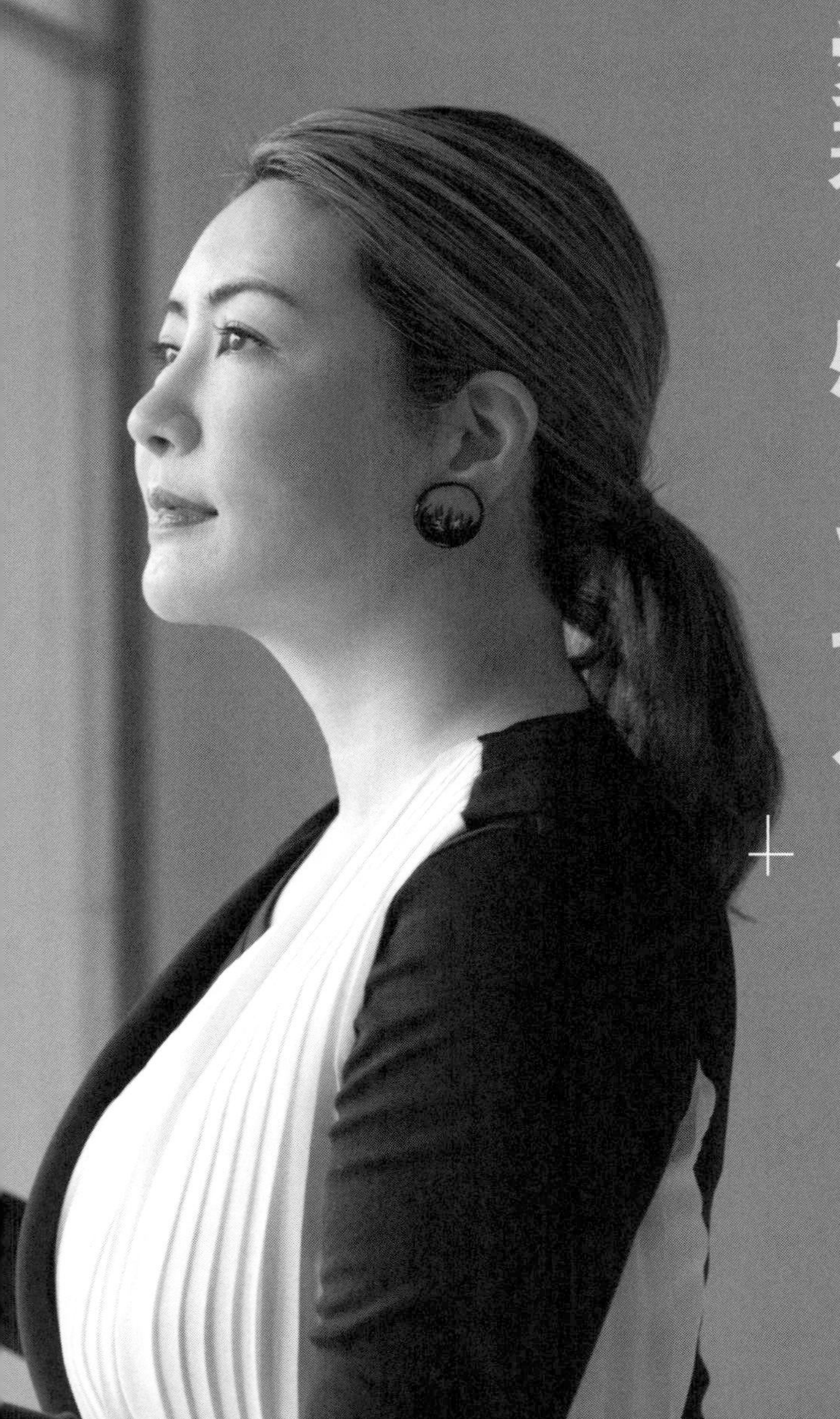

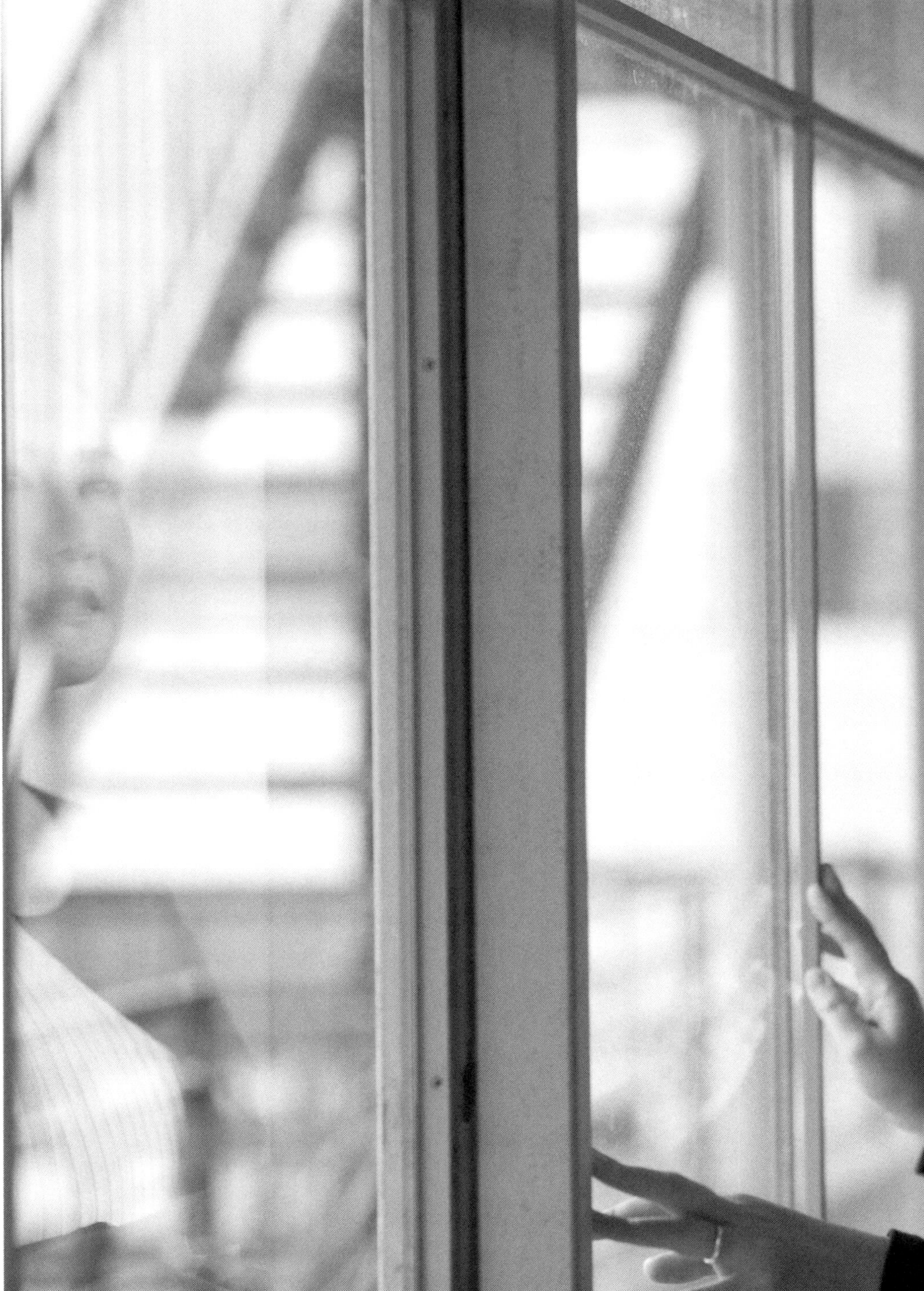

ある人とストレスなく、長く一緒にいることができたとしましょう。

すると、その期間の長さはそのまま、「その人の存在が、自分にとって安全な環境の形成に寄与した実績」として脳ではカウントされることになります。

もう少しわかりやすく説明します。

長く一緒にいればいるほど、その人は自分にとって必要な存在として認識されます。すると脳は、その人の実績を大事なものととらえ、自らの個体をより長くその人のそばにいさせようと仕向けます。

つまり、意識の届かないところで自動的にその人に対して好意を感じさせるということです。それによって、その人に近づいた状態が心地よく、快感であると思うように、脳の機能を変化させるのです。

これが、脳科学から見た「情が湧く」という現象です。

そして同様の理由から、特定の人に情が湧く、つまり愛着を感じるのと同じように、人は特定のものや場所に対しても愛着を感じます。

進化心理学※の観点から分析すると、長く大事に使ったものや、長くいることができた場所は、それが「長く生き延びるために必要だった」と脳が勝手にカウントするのです。例えば場所なら、敵から襲われることなく、食べ物も適度に手に入って飢えずに済み、自分の身を安全かつ健康に保つことが長いあいだできたというようなところです。

その期間が長ければ長いほど、そんな場所に長く留まらせようとする働きが起こるのは、個

※進化心理学　人間の心的活動の基盤が、生物学的進化の過程で形成されてきたと考える心理学の一分野。

体の生存を最優先に考えるなら、極めて合理的な機能といえます。

逆にいえば、わたしたちが生き延びてきた背景には、「愛着」が必須の要素としてあったということです。

生き延びることを優先するために、生存にとって利得の大きかった人やものといつまでも一緒にいさせようとしたり、その場に留まらせようとしたりする必要があった。そのために使われたのが愛着であり、情であり、まさにオキシトシンの回路だったというわけです。

ある場所に立ったとき、懐かしい気持ちになったり、「ずっとここにいたい」と感じたりすることがあるでしょう。それは、いわゆる「人間らしい」感情だと一般的にはとらえられているはずです。

そのとき、あなたの脳内ではオキシトシンが分泌され、できるだけその場所に留まらせたいと脳が自動的に〝懐かしさ〟というかたちでメッセージを発しているのです。

逆に、ある場所から離れるとき、「寂しい」「またここに来られるだろうか」と感じることもあります。対象が人でも同じで、「この人から離れてはいけない」と感じることがある。これもまた、オキシトシンの効果です。

ずっとそこに留まらせようとするためにオキシトシンが分泌され、あなたを安全に生き延びさせようとするシステムが、「愛」であるといえるのです。

それでも、わたしたちには、なにかを捨てて新しい場所へ向かおうとする一面もあります。

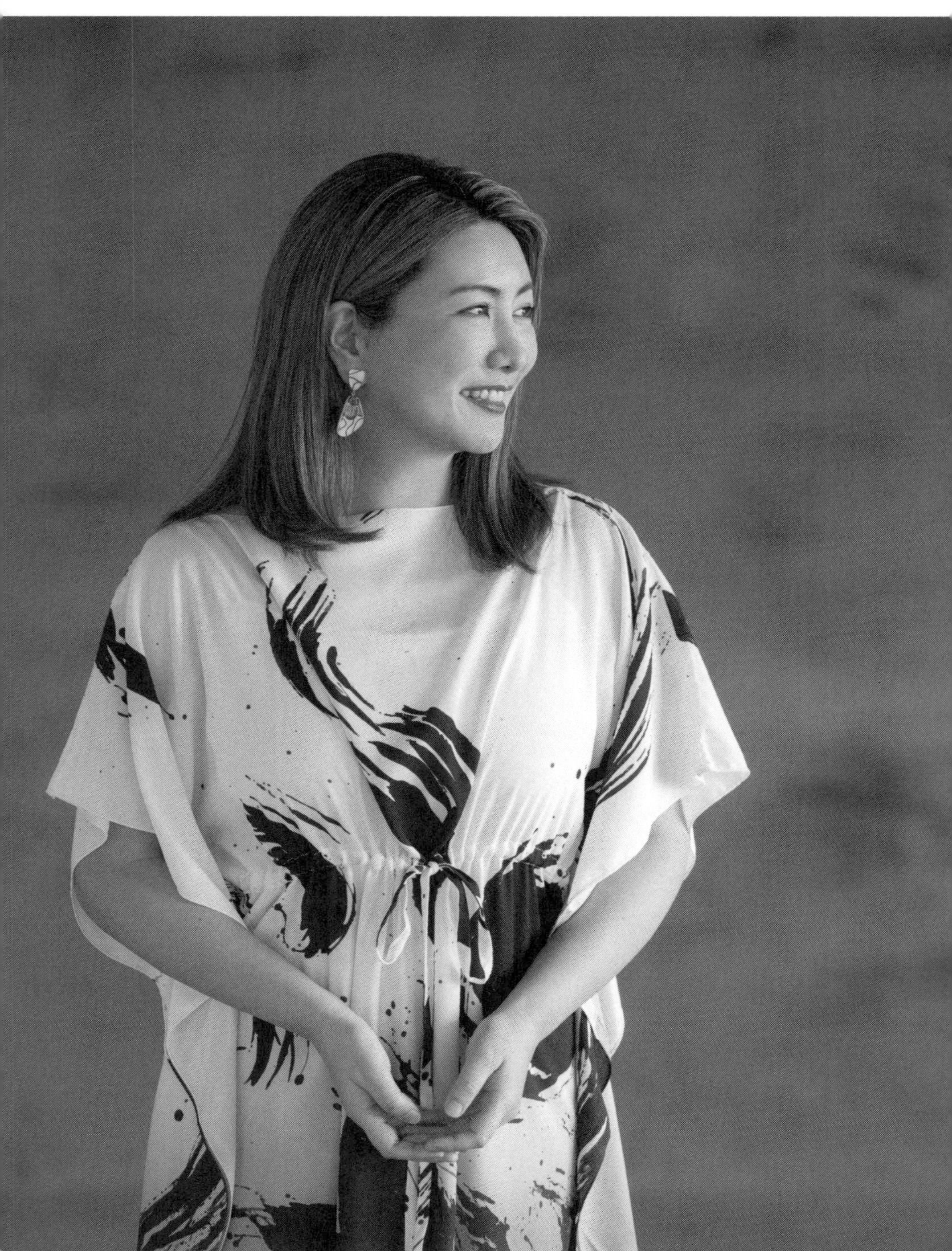

これを「新奇探索性」と呼びますが、この働きとオキシトシンの愛着の力は、逆向きに働くことがあります。

新しい出発をさせようとする力と、留まらせようとする力の両方の思考があるために、わたしたちはそのせめぎ合いで悩むことになるわけですね。

このように、オキシトシンの分泌の多寡によって、人の判断や行動は変わる可能性が高くなります。そして、まさにそのような戦略で人類はここまで繁殖してきました。

ふつうに考えると、オキシトシンがずっと分泌されていたら、合理的な判断ができなくなり、人間は餌を捕食することができません。

いちいち判断が変わるため、サステナブル（持続可能）なシステムとはいいにくいのです。

幸せの大きさを比べることに意味はない

人の「幸せ」についての考え方は主観的なものであり、ひとつのものさしで測ることはできません。見る人から見ればバカ騒ぎとしか思えない振る舞いでも、当の本人たちは仲間とわいわい騒ぐことで「みんなから愛されて幸せだ」と感じ、それによってオキシトシンがたくさん出る人もいるわけです。

一方で、ひとりきりの空間で心地いい服を着て、自分の好きな音楽を聴きながらリラックスすることで、オキシトシンが分泌される人もいるでしょう。

人それぞれ好みも違えば、オキシトシンが出やすい環境も違うということ。「あの人はいつも〝ぼっち〟でかわいそう」などと、一概にはいえないわけですね。

幼少期に培われた人間関係のなかで、愛着の対象や自分のことをどう思っていたかによって、幸せの価値観もそれぞれ違ってくるのです。

だから、他者と幸せの大きさを競うことに、ほとんど意味はありません。

例えば、世の中には多動的な人がいて、彼ら彼女らは多くの人と広く浅く交流して、たくさんの情報を交わし合うことによろこびを感じ、そんな自分を肯定して生きています。とくに、いまの時代はＳＮＳなどで情報が流れるため、そうした交流をうまくやっている人が目立ったり、「幸せ」に見えたりもします。

でも、そうでない人たちが不幸せかというと、まったくそうとはいえません。むしろ、わたしは「幸せの基準はたくさんある」ことを、救いに思ったほうがいいと考えています。

「わたしはあの人よりも幸せじゃないかも」

「自分もあの人のように前向きに生きなければダメなんじゃないか」

もし、いまそんな思いや迷いを感じている人がいたら、わたしは脳科学者として、ひとりの人間として、このようにいいたいです。

「あなたの選んだ選択肢で生きることに、なにも間違いはないんだよ」と。

選んだ答えを正解にしていくのが人生

人はなぜ、自分と他人とを比べて思い悩むのでしょうか？

それは、おそらくわたしたち日本人が、子どものころから「正解を選ぶ人生」というものに、あまりに慣らされてしまっているからだとわたしは見ています。

１２７ページでも述べましたが、人間は成人するまでに約14万８０００回もの否定的な言葉を聞かされるとする説もあり、これと同じように、わたしたちはあまりにも、「次のなかから正解を選びなさい」といわれ過ぎているのではないかと感じます。

しかし、大人になれば「選んだ答えを正解にする力」こそが試されることになります。

「甲斐性のない亭主を選んだけれど、なんとかわたしが出世させてやる」

「自分で選んだ奥さんだから、もう自分好みに仕立てるしかない！」

例として適切でないかもしれませんが……現実には、人生には様々な「正解の仕方」があるわけです。

むしろ、選んだ答えを「正解にする」ことのほうがずっと大切ではないでしょうか。実際に自分が本当に正解を選んだかどうかは、死ぬまで、いや、死んでもわからないのです。「歴史にｉｆはあり得ない」というのは、そういうことです。

本来、誰もが自分の好きなように生きていい。

自分が感じる幸せの基準にもっと正直になって、そのうえでバランスをうまく取ればいいのです。

「迷い」は豊かな可能性の証明

そして、そんな自分をある程度肯定することも大切です。

とくに女性の場合、なんだかんだと婚活を話題にされることがありますが、「この人が相手で本当にいいのだろうか」と、多くの人が悩むでしょう。そのときに、「みんなが正解だと思う人」を選びたくなる傾向がどうも強いようです。

でも、あたりまえですが、「自分が正解だと思う人」を選ぶべきです。なぜなら、その選択には誰も責任を取ってくれないから。本来は自分で選べる力を持ったはずの人でも、正解を求めるクセがついてしまっていることで、多くの人が苦しんでいるように見えます。

そんな自分の考え方のクセを乗り越えていくには、自分の正解の基準を、自分の気持ちと丁寧に向き合いながら見つけていくことだと思います。地味な作業ですが、これはとても大切なことです。

そして、その基準に則って選択をする自分を、自分で肯定するのです。

繰り返しになりますが、その肯定力が心許なく感じるくらい、わたしたちは間違いを選ぶことを許さないように育てられてきたのかもしれません。

日本人は、もともと不安傾向の高い人が多い遺伝子プールだとされています。日本には自然災害が多く、それに備えるには楽観的な性質よりも、不安傾向の高いほうが生き延びやすい環境であったわけです。

自分の決断をなかなか正解と思いにくく、あいまいであったり、迷ったりしがちなことが日本人の性質を表しています。

でも、考えてみれば、「迷える」ということは、それだけ自分の可能性が残されているととらえることもできます。

「この人でよかったのかな」
「この仕事で合っているのだろうか」

そう人は迷いますが、迷うこと自体が、これからの人生の幅がまだまだ広いことを証明しているわけです。

自分なりの幸せを築いていくなら、まず自分の選択や決断をなにより重視する。

そして、迷ったとしても、その迷うことすら自分の「幸せ」の可能性を広げてくれるものとして、堂々と受け入れていく必要があるのでしょう。

Lesson 5

脳を整える

235

「嫌な気持ち」は、危険を知らせるアラート

わたしたちは生まれつき、脳に快い刺激を受けると「これは好き」、不快な刺激を受けると「これは嫌だ」という気持ちが生じるようになっています。そして、この性質に従って、本能的に「嫌な気持ち」を感じるときがあります。

例えば腐った食べ物を見ると、わたしたちは嫌な気持ちになって思わず目をそむけます。もしこのとき、嫌な気持ちを感じなければ、それを食べて自らの体を危険にさらしてしまうかもしれません。

このように、有害なものから自分を遠ざけるために、「嫌な気持ち」を感じさせる仕組みがわたしたちには備わっています。

つまり、「嫌な気持ち」は、人間にとって消すことができない性質のものです。同様の性質はほかの生物にも見られますが、自らの生存にとって妨げになるものを避けるための、基本的な防衛反応のひとつなのです。

逆にいえば、「嫌な気持ち」をごまかして見ないふりをしていると、自分にとって重大な危険を避けられなくなります。

「嫌な気持ち」は、人間の生存にとって危険なものを避けるためのアラートであり、大切にすべき感情のひとつなのです。

236

不安は生理現象

わたしたちが感じる不安な気持ちは、実は生理現象として生じる面があります。例えばトイレに行きたくなったり、お腹が空いたり、空気が乾燥すると肌がかさついたりするのと同じくらい自然な現象です。

忘れがちですが、脳も体の一部なので、生理現象はふつうに起こります。日光をあまり浴びなかったり、運動が不足したりして体内のセロトニンのバランスが少し変わるだけで、不安になってしまうのです。

こう考えると、たとえ気分が落ち込んでも、「最近ずっと部屋にこもっていたからセロトニン不足なんだな」「日照時間が減っているからだ」と、自分の状態を冷静に観察することができます。

逆に、落ち込んでいるときに無理に元気を出そうとしても、それでセロトニンが増えるわけではないため、余計に自分をダメに感じてつらくなるでしょう。

「ただ生理的に不安になっているだけ」という事実を、まず自分で理解する必要があるのです。

人間は、脳もホルモンも自在にコントロールできるわけではありません。

不安な気持ちを感じるのはたしかに不快ですが、深刻に考えるのではなく、あくまで生理現象だととらえると、気持ちを落ち着かせることができます。

237

自分の不安を冷静に腑分けする

不安は生理現象だと書きましたが、そう簡単にとらえられない人もいると思います。でも、不安を解消できずにため込んでしまうと、日々の行動にも影響が出てしまいます。

そんなときは、まず自分の不安を「腑分け（解剖）」してみることをおすすめします。

「この不安はどこからくるものだろう?」と、いま感じている不安を一歩引いた目で見つめて、原因や理由を探してみるのです。

例えば、人前で話すのが不得意なのにイベントで登壇しなければならなかったり、馬の合わない人のところへ営業に行かなければならなかったり……。会社員なら、自分が苦手な人が上司になるケースもありますよね。

不安を分析するのは快い行為ではありませんが、思いきって一つひとつ対処の方法を考えていくと、ものごとは少しずつ前進します。

苦手な人が上司になったとしても、リモートワークならそれほど嫌な思いをせずに働けるかもしれないし、部署異動の希望を出してもいい。転職という方法もあるでしょう。

これは、不安に押しつぶされそうになっている人ですら、案外やっていないことかもしれません。

不安なときは、まず不安を「腑分け」して、自分なりにやれることをやっていく。問題が一気に解決しなくても、そんな行動ができること自体、すでに不安から足を踏み出している証拠なのです。

238

振り回されないためには、自分が「気持ちいい」ほうを選ぶ

不安な気持ちに対処するには、不安は生理現象だと知ったうえで、自分の不快感がなるべく減る方向へ進むように、「自分に合った戦略」を決めることが重要です。

「まわりの人や情報に振り回される」といっても、みんなについていくのが嫌な人もいれば、「振り回される」のをむしろ心地よく感じる人もいます。

新しいものやサービスが現れたらすぐに体験して、「これはアリだな」「これはハズレだったな」というように、時代の流れに積極的に乗っていくのが好きなタイプの人もいるでしょう。

まわりからは「振り回されている」ように見えても、本人にとっては、自分の気持ちに従った主体的な行動かもしれません。

あくまで人それぞれであり、自分にとって気持ちいいほうの行動はどちらなのかを見極める感覚を大切にしましょう。

ポイントは、どんな状態が自分にとって「振り回されて不快」かを知ることです。そのうえで、避けるのか、不快感を減らすよう行動するのか、あえて不快を引き受けるのか――。不快をどう扱うかの戦略は自分で決めていいということ。

まわりの人や環境に流されずにいたいのに、「でもやっぱりみんなに合わせておいたほうがいいかな……」と、自分が気持ちよくないほうへばかり無理をして進んでいたら、いつまでも不安が消えないのは、仕方のないことかもしれません。

239

不安を感じたら、「できるかもしれない」と脳を騙す

「できると思ったらできる」とよくいわれます。

これは案外理にかなっていて、脳には騙されやすい性質があるため、自分でも信じられないようなことではダメですが、ある程度の根拠があれば、自分に都合のいいように脳に思い込ませることは可能です。

ここまで何度か述べましたが（13ページなど）、これを「ラベリング効果」といい、もともとは他者に対してラベル（レッテル）を貼ると、その人がラベルどおりの行動をしたり、性質を持ったりするようになるという理論からきています。

そこで、なんらかの不安にとらわれそうになったときは、これを自分自身に対して行ってみるのもいい手になります。

不安を感じるようなことに対して、「いや、意外とできるかもしれない」「悲観的にとらえ過ぎているだけかもしれない」「むしろ得意かもしれない！」と考えると、まず気持ちが落ち着いていきます。

そして、気持ちが落ち着いた状態になると、本来持っている力も発揮しやすくなります。

たとえあまりうまくいかなかったとしても、その結果が自分が思っていたよりも悪くなければ、少しずつ自信を取り戻すこともできるはずです。

240

直感からのメッセージを聞く

「なにか嫌なことが起きる予感がする」

「危なそうだという虫の知らせがあった」

　みなさんも、こんな感覚を覚えたことがあると思います。

　これは306ページに書いた「嫌な気持ち」にも通じますが、こうした「直感」はあなたの体からのメッセージであり、それに従ったほうが嫌な事態を避けられる可能性が高まります。

　なぜなら、直感というのはこれまでの経験や想像力などをベースにして、論理的な思考によることなく、無意識に危険を感じ取ったり、記憶から情報を引き出したりして知らせてくれるものだからです。

　直感というメッセージを正しく受け取れれば、適切にものごとに対処できます。嫌な予感がする人や場所やシチュエーションなども、うまく避けることができるでしょう。

「なんとなく嫌な感じがする」といったときは、誰にでもあると思います。

　いまなんとなく不安感がある人は、そんな感情に対処するために、直感からのメッセージもないがしろにせず、ぜひ注意深く見直して活用するようにしてみてください。

241

「自己嫌悪」に陥るのは、脳が成長している証

不安感情は、大人になってからよりも、それ以前の若いときのほうが強い傾向があります。これは思春期の脳が、不安をより大きくする回路を持っているからです。

脳のなかの「前頭前皮質」という部分は、自分の行動を抑制したり、将来に向けて予定を立てたりする働きを担っています。この部分のおかげで、不安を感じても衝動的な行動をせずに、将来のことを考えて冷静に対処することができます。

しかし前頭前皮質は、思春期にはまだ十分発達していません。完全に成長するのは30歳前後といわれており、脳が成熟していないために、若者は不安を感じやすいわけです。

不安にもいろいろありますが、若いころは学校などで他人と比べられる機会も多く、自己嫌悪感が強くなりがちです。でも、それは脳の性質上、ある程度仕方がない面もあるのです。

もし、あなたの身近にいる若者が不安感や自己嫌悪で苦しんでいたら、「強い不安を感じるのは脳の仕組みとして当然のことなんだよ」と伝えてあげてほしいと思います。

242

孤独な人は自分に厳しい

ひとりで悩んでいて、思考がどんどんネガティブになってしまった経験はありませんか？

それには理由があり、ひとりでいると自分へのフィードバックがどうしても厳しくなるためです。

まわりの人からアドバイスを得られない状況では、自分で自分にフィードバックをするしかありません。すると、どうしても失敗したり、不運が起きたりする場合を想定し、ものごとを悲観的にとらえてしまうのです。

考え方によっては、悲観的になることでいろいろなシチュエーションや最悪のケースなどを想定するため、問題に根本的に対処するうえではいい部分もあります。しかし、ひとりでいることで、自分で自分を精神的に追い詰めてしまうことにもなりかねません。

人は孤独になると、前向きな考え方をしづらくなります。ネガティブな思考のループにはまると、必要のないことまで心配したり、不安になったりしてしまいます。

そんなとき、「別に大丈夫だよ」と声をかけてくれる誰かが身近にいるだけで、不安はやわらぐことでしょう。

自分ひとりでがんばり過ぎないのも、とても大切なことなのです。

243

他人の評価なんて、どうとでも変わるもの

自分について悩んだり、優れた他人と比べて落ち込んだりしていてもあまり意味がないのは、そもそも人間は、自分の価値を正確に測ることができない生き物だからです。

いや、自分の価値どころか、目の前にあるちょっとしたものの長さですら、正確に把握できないのはあきらかではないでしょうか。

目の前にあるものの長さを正確にいえる人などおらず、ものさしを使ってようやく正確な長さを測れるくらいですから、ましてや自分の価値といった抽象的なことなんて、正確かつ客観的に理解できるわけがありません。

「自分のここが嫌い」

「あの人のこんなところが素晴らしい」

そんなことをいって評価していても、それは極めて主観的な評価に過ぎず、ときと場合によってどうとでも変わるようなものです。

逆にいえば、誰にどんな評価をされようとも、そこにはあいまいな根拠しかないということです。

人の意見を真摯に受け止める態度は必要ですが、見当違いのあいまいな評価を気に病む必要など、まったくないのです。

244

比べるべき相手は1年前の自分

人間は自分の価値を正確には測れないと述べました。しかし、自分についてのどんな価値も主観的にしかとらえられないのなら、わたしたちはどのように自分の状態を正しく理解し、前へと進んでいく原動力を見出せばいいのでしょうか？

ここで考えられる方法は、「自分自身と比べる」ことです。

ある基準を設けて自分の状態を客観的に観察し、正確に記録することはできるからです。

勉強でも運動でも、自分が行った内容や回数などを記録することはできます。そして昨日の記録と、今日自分が行ったことの記録を比べれば、自分の能力の変化を把握するのはそれほど難しくありません。

ある程度の期間にわたって記録する必要はありますが、うまく習慣にできれば、1年前の自分と比べることもできるでしょう。

そして、もしそのとき1年前にできなかったことができるようになっていたなら、自分に対して「根拠のある自信」を持てると思います。

そうすることで、あなたは他人や世間のあいまいな評価に振り回されなくなります。

自分だけのものさしに従って、自分だけが目指す場所へと進んでいくことができるでしょう。

245

複数のメンターを持ち、複数の視点を確保する

自分に正しい自信を持ち、不安な気持ちやストレスに振り回されないために、人生における様々な指針を与えてくれる「メンター」を持つことの重要性は、よくいわれるところです。

客観的な立場から、自分ではなかなか気づけないことをアドバイスしてくれる存在は、人生のいろいろな場面で役立つに違いありません。

ただし、そんなメンターの評価にも、どうしても彼ら彼女らの主観的な視点が入りますから、たったひとりのメンターに従うのは危険であり、避けるべき行為だといえるでしょう。

ここでいうメンターを持つ意味は、あくまで「複数の視点を確保する」ことにあります。

なにも全面的にリスペクトできる存在である必要はなく、自分があこがれている先輩や、信頼できる友人レベルでいいのです。

人間の感情はつねに揺れ動くものなので、どんなときもなるべく複数の視点から自分を眺められるようにしておくことが大切です。

すると、ピンチの際に自分を見失ったり、パニックになって他人に振り回されたりすることは少なくなっていきます。

246

まわりに振り回されないために、「取捨選択」の基準を持つ

わたしたちが、ときに他人やまわりの環境に「振り回されている」と感じるのは、自分のなかに、判断や行動を決めるための確固とした基準を持てていないからではないでしょうか。

そのため、「まわりに合わせたほうがいいんじゃないか」「わたしだけ置いていかれるんじゃないか」と不安になって、迷走してしまうわけです。そんな状態が、自分でも気持ち悪いのではありませんか？

でもわたしたちは、同時代の社会や環境と切り離されて生きることはほぼ不可能です。インターネットを遮断しても、なんらかの流通サービスは必要だし、自給自足で生きるにしても、電気や燃料などのリソースを必要とします。

わたしたちは細々とでも、なんらかのかたちで世界とつながっていなくては生きていけません。そして、つながっている以上、必ずまわりの影響を受け続けます。

そこで多くの人は、「振り回されない」ようにと、いろいろな情報を得ようとしますが、大切なのは情報に対して自分自身で考えて、取捨選択の判断を下すことです。

どの情報を信頼して、どの情報は自分に合わないと切り捨てるのか。これがわからなければ、うまく判断できていない気持ち悪さが永遠に続きます。そうして、いつも「振り回されている」と感じてしまうのでしょう。

自分で考え、取捨選択をする――。毎回心がけていくのは大変かもしれませんが、このことを忘れないでください。

247 「もやもや」は、自分を成長させるエネルギーに変わる

「妬み」や「自信のなさ」「怒り」といった、いわゆる「もやもや」する嫌な気持ちは、あまり解消しようとがんばらないほうがいいとわたしは考えています。

どういうことかというと、せっかく嫌な気持ちを感じることができているなら、それは自分を成長させるエネルギーに変えられるからです。

わかりやすい例を挙げると、SNSで知り合いの投稿を見て、うらやましくなることがあると思います。

でも、そのときの妬みの気持ち自体がダメなのではなく、それが「相手への攻撃」として出力された場合に問題が生じるのです。

「この人、腹が立つから変な噂を流してやろう」となると、一時的に気が晴れるのかもしれませんが、そんなことをしても結局、誰の得にもなりません。

そうではなく、「ならば、わたしはあの人ができないことをしよう」「あの人に少しでも追いつこう」と、「自分の成長」に出力先を切り替えることで、「もやもや」は新しいものへ挑戦させてくれる原動力になるのです。

エネルギーをわざわざ捨てるのはとてももったいない。

嫌な気持ちは、自分を成長させる機会を得るきっかけなのです。

248

人類の歴史は、「妬み」とその克服の歴史

「妬み」の感情は、脳の「前頭前野」という部分で処理しています。知識や言語体系を生み出す部分でもあり、人間の脳では、この前頭前野の領域がほかの動物よりも多くを占めています。

よく「自分の頭で考える」といいますが、それは脳の前頭前野を働かせることとほとんど同義です。人間がここまで進歩し、社会を発展させてきた原動力は、まさにこの部分の働きにあるといえるでしょう。

前頭前野で生み出される妬みの感情は、いわば銃や刃物のようなものです。相手を傷つけるために使うと危険ですが、うまく使えば、とても便利な「道具」になり得ます。

例えば、誰かを妬んだときにその気持ちを克服しようとして、己を成長させることができます。自分にはないものを持つ者に追いつこうと試行錯誤し、新しい発明をすることもできるでしょう。そうして妬みをエネルギーに変えることで、人類はここまで成長してきたともいえます。

その意味では、人類の歴史は、いわば「妬み」とその克服の歴史ともいえるのではないでしょうか。

妬みは一般的に嫌な気持ちなので、すぐにでもなくしたいと思うかもしれませんが、人間である以上はなくなりません。

むしろ道具として、うまく生かすことを考えるほうが、いいことをたくさん生み出す可能性が高まるでしょう。

249

相手との関係をコントロールして、妬みから身を守る

他人に対してあまり妬みを感じなかったり、忘れてしまったりする人は、自分が妬まれていることにも気づけないものです。

でもこれは、無防備なところに刃物を向けられているような状態であり、危険な状況といっていいと思います。

面と向かってなにかをいってくる人はまだマシなほうかもしれません。いちばん怖いのは、友だちの顔をしながら深く妬んでいる人。

その人は自分に対して好意を持っているけれど、同時に妬ましい気持ちも持っている。人間はそんな複雑な感情とともに生きているわけです。

他人の妬みを解消する確実な方法はありませんが、いくつか試してみたい手段はあります。

いちばん楽なのは、関係を遠くしてしまうこと。近しい間柄であるがゆえに、勝手に比べられて、妬まれてしまう場合が多いからです。

人心の扱いがうまい人なら、相手のほうにこそ、妬んでいる気持ちを後ろめたく思わせられるかもしれません。また、これはかなり難しいのですが、もしそこに上下関係があるなら、「その気持ちを大事にして成長してね」などと、相手にアドバイスすることもありでしょう。

いずれにせよ、誰かが自分を妬んでいるかもしれないと想定し、ふだんから身を守る方法を考えておくことが大切です。

250

ときには、自分のダメなところを見せる

他人の妬みを回避するための方法は、ほかにもふたつほど考えられます。

ひとつ目は、自分のダメなところを見せること。

相手は、おそらくあなたのキラキラした部分だけを見ている可能性が高いので、「実はこんなダメダメなところもある人間ですよ」と、欠点もちゃんと見せておくのです。

すると相手は、「なんだ、あの人にも悩んでいることがあるんだ」と安心して、自然と妬みがやむことがあります。

ふたつ目は、逆に「あなたとわたしはこんなに違う」とはっきりさせることです。

人は「近い距離にいる」「同じ地平に立っている」と思う相手に、妬みの感情を抱きやすくなります。

そこで、もし自分に他人よりも優れた面があるのなら、それを相手にはっきりと認識させておくこともひとつの手です。

ただし、ふたつ目の方法は少し高度なテクニックが必要で、伝え方を間違えると嫌みになったり、怒りを買ったりする場合もあるでしょう。

相手の性格を考慮しつつ、様子を見ながら試すことをおすすめします。

251

「なにが妬ましいのか」を書くと、本当にほしいものがわかる

自分が誰かに妬みの感情を持ったときは、「相手のどんな部分に妬みを感じるのか」を、突き詰めて考えてみてください。

自分よりも頭がいい、年収が高い、容姿が美しい……。たいていの場合、妬みの要因となるものが複数あるはずです。気分はあまりよくないかもしれませんが、ひとつずつあきらかにしていきましょう。

ポイントは、それらを紙に書き出すことです。頭だけで考えていても、気持ちが乱れるばかりで、妬みの感情はなかなか解消に向かいません。

紙に書き出すことができたら、次はその妬みのリストを見て、「自分はどうすれば満たされるか」を考えてみてください。自分が本当にほしいもの、自分がありたい状態を思い描くのです。

それは相手と同じ土俵に立ち、相手を超えることかもしれません。あるいは、相手が持っていない能力を磨くことかもしれません。

自分のやるべきことが明確になれば、妬みの感情があなたのエネルギーへと昇華されていきます。

妬みの感情に振り回されず、むしろ徹底的に向き合うことで、妬みをいいかたちで転換していく道筋を描くことができるはずです。

252

「自信がない」は誤解に過ぎない

自分に対して自信が持てないときもあります。
そんなときありがちなのが、「自信がない理由を誤解している」ことです。

例えばあなたが、「勉強は苦手だし嫌い」と思っているとします。すると、目の前に勉強ができる人が現れるたびに嫌な気持ちになったり、劣等感を抱いたりします。

でも、自分の自信のなさについて突き詰めてみれば、あなたは学校で友だちと比べられることが嫌だっただけかもしれません。あるいは、特定の先生に教えられることが嫌だったという可能性もありますよね。

もしかすると、いま自信がない理由をあなたは誤解しているのかもしれません。そのために、本来できたはずの勉強を「苦手で嫌い」だと思い込んでいるだけということもあり得るのです。

世の中には学校に行かずとも、先生に教えられなくても、独学で自分の道を切り開いた人は、数えきれないほど存在します。本気で勉強しようと思えば、今日からでも実践することは可能です。

勉強を「好きで得意なもの」に変えていくことだって不可能ではありません。

ほかのものごとにもあてはまりますが、自分に起きた出来事や、本当の気持ちをきちんと洗い直すことは、新たな道を見出すことにつながっていきます。

253

他人と比べて落ち込むのは、他人のことを知らないから

自分とほかの誰かとを比べてしまうとき——自分がその誰かについて知っていることと、相手が自分自身について知っていることとの量には、かなりの差があります。誰しも自分のことと同じように、他人について細かい事情がわかるはずがありません。

自分自身については、これまでどれだけがんばってきたのか、どんな逆境があり、それをどう乗り越えてきたのかをよく知っています。そんな主観によって自分と他人とを比べてしまうから、心が騒いでしまうのです。

でも、その相手だってそれは同様です。あなたには見えない苦労や努力を、どこかで必ずしています。毎日24時間、あなたは相手のことを見ているわけではありません。まったく同じ種類の経験ではないでしょうが、ただ「なにもせずうまくいっている」わけではないはずです。

このように、誰かと比べて落ち込むときは、相手についての情報量が決定的に不足していることを忘れてはなりません。

先にも書いたように、人はうまく自分の価値を測ることができないため、つい身近にいる他人や、遠くにいる著名人などと自分を比べてしまいます。

しかし、自分以上に知ることはできない他人と比べて落ち込んでいても、自分自身は前に進んでいけません。そのことに気づく必要があります。

254

自分の「売りポイント」が明確なら、自信を失うことはない

ふだんから自分の「売りポイント」を意識していると、少しずつ自信を養うことができます。

そうしていると、誰かにひどいことをいわれたとしても、「あなたがどう思っているから、それをけなされるのはこれを誇りに思っているから、それをけなされるのはちょっと困る」と、きっぱり言い返せるようになります。

そんな経験の積み重ねによって、あなたの自信が少しずつ育まれていくはずです。

つい他人と比べて自信を失いがちな人は、逆に「自分と他人はこんなに違う」という事実を確認する意味でも、あらかじめ自分の「売りポイント」を明確にしておくといいかもしれません。

要は、「己を知る」ということ。

自分の経験や実績、自分の得意なことやいいところなどを、「売りポイント」としてはっきり語れるように洗い直してみましょう。

そんなものはないと思っていても、実際に文字で書き出していくと、思考を客観視できて、案外いろいろなポイントが見つかるはずです。

他人がどう思おうとも関係ありません。自分が自信を持てるなら、どんなささいなことでも構いません。どんどん書き出してみてください。

255

「怒り」はむしろ守りに役立つ

「怒り」の感情に振り回される人もたくさんいます。これも妬みの感情と同じで、相手を傷つける方向に出ると、破滅的な結果以外はなにも生み出しません。

そもそも、やみくもに怒ってなにかを主張しても、たいていの場合、相手の心には届きません。いいたいことを伝えるときは、ただ感情にまかせて怒ってしまっては、肝心の伝えたい中身が伝わらない可能性が高いことを知っておく必要があります。

もちろん、相手になめられてはいけない場面に限っては、意識的に怒ってみるのもひとつの方法です。キレるそぶりを見せて、相手に「この人は怒ると怖いんだな」と思わせることが、自分を守るための大切な力になる場合もあるからです。

要するに、「怒り」もまた使いようなのです。

わたしたちは、怒りの使い方を教えてもらうことなく大人になっていきます。これはつまり、ナイフの使い方を練習しないまま、ナイフを持たされるようなもの。

怒りの扱い方を知らないから、いきなり相手をぐさりと刺してしまい、とりかえしのつかないことになってしまう場面もしばしば見かけます。

でも、怒りの使い方を練習することで、無遠慮に踏み込んでくる相手をいなしたり、牽制できたりもする。

自分を守るための、心強い武器として活用するものになり得るのです。

256 呼吸を整えるだけで、乱れた気持ちをコントロールできる

嫌な気持ちによって心が乱れたとき、いくつか即効性のある解消法があります。

いつでもできる簡単な方法は、まず「深く息を吸って、ゆっくり吐く」のを繰り返すこと。すると、乱れていた気持ちが、不思議と落ち着いていくはずです。

嫌な場面に遭遇すると、心臓がどきどきして逃げたくなったり、発汗が激しくなったり、顔が真っ赤になって声が震えたりするなど、体が勝手に反応することがあります。これは、「自律神経」が活発に反応している状態です。

自律神経とは、内臓器官の働きをコントロールしている神経で、呼吸や血流や消化・排泄など、意志とは関係なく行われる大切な生命活動を支えています。

この自律神経に、あなたの意志でアクセスできる方法が「呼吸」なのです。

呼吸を整えると、活発になり過ぎた自律神経を落ち着かせることが可能です。

「いまは体が勝手に反応しているだけなんだ」と自分に教えてあげられると、気持ちをコントロールしやすくなります。

そうして、自分で自分を解放し、楽にすることができるのです。

257

嫌いな人と会う時間を、自分の学びの機会に変える

自分が嫌いな人というのは、多くの場合、自分が理解できない性格や価値観を持つ人、もしくは反対に、自分とかなり似ている面を持つ人です。

嫌いな人と会うことは、脳をとても疲れさせます。ですので、ほとんどの人はそんな場面を極力避けようとします。もちろん、可能な場合には、わたしもそうすることがしばしばあります。

でも、仕事や生活のなかで、どうしても嫌いな人と会わなければならない場面もありますよね。そんなときは、ただがまんしてストレスをためるのではなく、逆に自分にとって大切なことを学ぶ機会なのだととらえてみましょう。

自分とまったく違うタイプの人なら、きっと自分にはない考え方を学べるはずです。「なぜわたしはこの人がこんなに苦手なのか?」と観察することで、自分についての理解も深まります。

また、自分と似た面を持つ人なら、「他人から自分はどう見えているか」を知るための貴重な機会になり得ます。

嫌いな人と会って嫌な気分になるだけでは、自分だけが損しているようなもの。

嫌いな人と会う時間を、積極的に自分のための学ぶ機会に変えてしまいましょう。

258 嫌な気持ちを客観視できるのが、人間の人間たるゆえん

「嫌な気持ち」を通して危険を察知し、避けることができるのが人間の能力だと書きました（３０６ページ）。

それとともに、嫌な気持ちを客観視して冷静に分析ができるのもまた、人間が持つ特徴的な能力のひとつです。

自分を客観視することを「メタ認知」というのは、これまで述べてきたとおりです。脳の前頭前野の外側にある、「背外側前頭前皮質」という部分がその役割を担っています。

「いまなんだか嫌な気持ちを感じている」

「それはどうしてだろう？」

そんな、まるで自分の外側に立ち、自分を観察しているような状態をいいます。

なお、背外側前頭前皮質は、思春期にようやく育ちはじめる部位です。そのため、子どものときは嫌な気持ちを客観視するのはまだ難しいのですが、25歳を超えたころから少しずつ客観視できるようになっていきます。

もちろん何歳になっても、嫌な気持ちと向き合うのは簡単な作業ではありませんが、メタ認知を活用することで冷静でいられると知っておくだけでも大きな助けになるはず。

それこそが、人間の人間たるゆえんでもあるのです。

259

嫌な気持ちは、書き出して吐き出す

嫌な気持ちをずっと抱えたままでいると、脳のワーキングメモリ（ものを考えるときに使う脳のスペース）が狭くなり、その気持ちを冷静に振り返ったり、ほかのことを考えたりする余裕がなくなってしまいます。

そこで、嫌な気持ちこそ「文字」にしてアウトプットしてしまいましょう。手書きでもパソコンでもいいので、とにかく自分の外へと吐き出してしまうわけです。

322ページの「妬みの要因」の箇所でも紹介しましたが、いったん書き出してみると、それだけで自分の気持ちが少し楽になっているのに気づくはずです。

そして、あれほど心を乱していた気持ちに対して、客観視しやすい状態になります。

なぜなら、文字にすると嫌な気持ちが処理しやすい「記号」に変わるからであり、そもそも文字は感情や思考を圧縮するためのツールだからです。

単なる記号情報として処理するから、「あの人のどこが嫌なのだろう?」「わたしはなぜこんな気持ちを感じたのだろう?」と、嫌な気持ちを客観視しやすくなるわけですね。

嫌な気持ちを感じたときは、頭のなかでもんもんと考え続けてしまう前に、まず文字にしてから向き合いましょう。

260

苦手なことは人にまかせ、得意なことで人を助ける

自分が苦手なことをやるときや、やらされるとき、人は自信を失ったり、徒労感を覚えたり、激しい怒りを感じたりします。

その一方で、仕事などで成功する人は、苦手なことを自分で認めて、はっきりと断る人が多いようです。ただし、やらなければならないこと自体を拒否するのではなく、それが得意な人に助けてもらってなんとかしようと考えるのです。

そもそも人間は、集団をつくることで長らく生き残ってきた生き物です。苦手なことをひとりで抱えるのではなく、お互いに能力を補い合いながら、力を合わせて現代まで生きてきました。

それはあらゆる歴史の出来事を見ても、あきらかなことです。

あなたひとりでがんばって、がまんして、苦手なことに取り組む必要はまったくありません。むしろ苦手なことは人にどんどんまかせて、逆に自分が得意なことで人を助けてあげればいいのです。

あなたが苦手とすることを得意な人は、きっと近くにいるはずです。

「わたしはこれからチームを組んで生きるんだ」とマインドを変えると、肩の荷が下りて楽になり、きっと毎日が少しずつ楽しくなっていくでしょう。

261

嫌な気持ちに向き合えば、振り回されないで生きられる

「あの人の振る舞いがなんとなく嫌い」「ある人の言動でいつも嫌な気分になる」などと、わたしたちはふだんいろいろな感情を抱きます。

この感情は、過去の似たような記憶をもとに、あなたに「この場面から逃げたほうがいい」と警告を発しているとも考えられます。

もっといえば、生命がこれまで蓄積してきた記憶と経験が、歴史を重ねてあなたにまで受け継がれ、呼び起こされているのかもしれません。そうして不快なものを遠ざけ、あなたが守られるようにしているのです。

しかし、わたしたち現代人には、そんな直感に簡単に従えない場面もたくさんあります。

そのため、誰かに怒りを感じたとしても、「人間関係は壊せないからなにもいえない」とがまんしたり、妬みの気持ちを抱いても、「わたしの能力が低いからだ」と自分を責めたりしがちです。

そうして自分の直感に反した行動を続けた結果、乱れた心や他人の言動に振り回され、疲れ果ててしまう。

人間は不快な状況を回避できるように嫌な気持ちをつくりますが、もしそれに従って「逃げる」などの行動ができないときは、逆にその目の前の事実から、問題解消の手がかりを探す姿勢が大切です。

自分の心の声を押し殺さないようにして、嫌な気持ちにきちんと向き合う姿勢が、あなたの人生をよい方向へと導いてくれるのです。

262

嫌いな人は嫌っていい

わたしたちは誰かのことを嫌いだと感じても、理性によってその気持ちを抑える傾向にあります。なぜなら、そんな気持ちを軽々しく表に出すことは、「わがままだ」「子どもっぽい」と自分で思い直したり、世間からもそうみなされたりするからです。

でも、嫌な気持ちというのは、わたしたちが生存するうえでの危険を避けるためのアラートです。

自分の気持ちを抑え過ぎると、その場はどうにかおさめられるかもしれませんが、長期的にはあなたの心身を不調にし、人間関係に様々なトラブルを引き起こすことになりかねません。

生きている限り、自分の気持ちと他人との関係が折り合わない場面にはたくさん出くわしますが、わたしはそんなとき、自分の「嫌だ」と思う気持ちにもっと正直になっていいと思うのです。

たしかに、「あの人が嫌い」と思うのは、身勝手な考えだと感じるかもしれません。しかしながら、あなた以外に、あなたの心と体に責任を持ってくれる人はこの世にいません。

もちろん、「嫌だ」という気持ちをどう表現するかはしっかり考える必要があります。

でも、自分の気持ちを最優先にするからこそ心身が良好な状態になり、いい人間関係もまた築きやすくなることをぜひ知っておきましょう。

263

あなたのなかにも、相手と同じ欠点があるのかもしれない

誰かと話していて「この人嫌だな」と感じたり、イライラしたりするときがあると思います。

そんなときは、いったん自分の乱れた気持ちから離れて、「同じような部分が自分にもないだろうか？」と自己観察してみると、心を落ち着かせることができます。

相手にイライラしてしまうのは、多くの場合、自分にも似たような面があるからです。

そして、「この嫌な感じをなんとかしたい！」といつも思っているからこそ、それを平気で見せてくる相手に嫌な気持ちを感じてしまうのです。

関係性が遠い人ならまだしも、自分の子どもや会社の上司・部下のような近しい間柄になると、相手の欠点が許せなくなり、感情を抑えるのがどんどん難しくなっていきます。

そんなときは、「むしろ自分の欠点が嫌なんだ」と認めてしまうと、気持ちが楽になって視野が広がっていきます。

そうすることで、相手の欠点を自然なかたちで受け入れられるようになるかもしれません。

また、自分の欠点を改善していくいいきっかけとして活用することもできるはずです。

264

攻撃的な人にこそ、直接アドバイスを求める

もしまわりに攻撃的な人がいて困っているなら、まず大切なのはその場から距離を取り、顔を合わせる回数を減らすことです。

ただ、職場をはじめ、なかなか離れられない場合もあるでしょう。そんなときは、次に取るべき行動として、自分がなるべく攻撃の的にならないようにする必要があります。

例えば、なにもしていないのに怒鳴られたり、理不尽な言い方をされたりして、なにかにつけて攻撃される場合。こんなときに相手を責めるのは逆効果です。

相手はあなたを攻撃することで、「自分は正しいことをしている」と思い込んでおり、快楽物質のドーパミンがたくさん分泌されている状態です。そんな状態の人をむやみに責めても、そんな批判が受け入れられるわけもなく、かえって攻撃がエスカレートする可能性があります。

そんなときは、相手に「わたしはどうすればいいですか？」と直接アドバイスを求めてみるのです。すると、相手は自分のアドバイスが正しいから質問してきたのだと思い込み、自分が相手にとって役立つことを期待するようになります。

誰かから感謝されたりほめられたりすると、脳から神経伝達物質のドーパミンが分泌されて快感を得ます。このような「社会的報酬」は、とても強い快感として知られています。

攻撃的な人には、逆に直接アドバイスを求めて気持ちよくさせてしまえば、それ以上攻撃の的にされる確率は下がるはずです。

265

他人に一貫性を求めない

人間関係で振り回されるおもな原因のひとつに、「言動が一致していない」ために信頼関係が崩れてしまうケースがあります。

「パートナーと約束したのに、裏切られた」
「あの上司はいっていることとやっていることが全然違う！」

なかでも、自分と近しい関係性において、いざこざや、コミュニケーションのトラブルに悩まされている人は相当数いると思います。

でも、そんなときこそ「許せない」という感情に振り回されるのではなく、いったん冷静になり、自分自身を省みることが大切です。

自分にはなんの落ち度もなかったのか？　自分の言動は矛盾していなかったか？

そう考えると、「自分はすべての言動において一貫している」ときっぱり言い切れる人は、少ないのではないでしょうか。

もっというと、人間は本質的に矛盾に満ちた生き物であり、言動が一致しないのはむしろあたりまえです。相手と同じように、あなたもまた一貫していない面を抱え、人間関係をなんとか取り繕いながら生きているのです。

自分に一貫性がないように、他人にも一貫性を求めなければ、むやみに他人に振り回されることはなくなっていくでしょう。

266 ウザい人の、ウザい振る舞いの「理由」を考える

身のまわりには、多かれ少なかれ「ウザいなあ……」と感じるような人がいます。それが友だちや上司・同僚といった近しい関係であるほど、利害関係なども絡んで、いちいち気になってしまいます。

先に述べたように、もしその人の言動によって、実際に被害が及んでいるのなら、きっぱりと身を離すべきです。

でも、そこまでではないなら、もうその人のことを割り切って考えるしかありません。

「あんな振る舞いをするのは、そうせざるを得ない事情があるのだろう」

「あの人なりに編み出した、生きていくための戦略なんだろう」

そんなふうにとらえられると、気持ちが少し落ち着いて、冷静に自分と相手との関係を認識することができます。

あなたがどれだけウザいと思っても、相手は振る舞いを変える必要も理由もありません。

また、相手をウザいと感じるのは、自分にそう感じさせるなにかがあるのかもしれない。上司に媚を売っている人をウザいと感じるのは、自分も上司に好かれて、うまくやりたいと思っているからかもしれません。

そんなことを理解できれば、「あの人はあの人なりの方法でうまくやろうとしているんだ」と、冷静に理解することができます。

そして、いちばん大切な自分自身のことに、集中できるはずです。

267 「わたし」を主語にして、傷ついた気持ちをそのまま伝える

誰かになんらかのかたちで心を傷つけられたとき、「あなたはどうしてそんなことをいうの！」「あなたはなぜそういうことを平気でやるの！」と、相手を主語にして責めてしまうと、その人は責められていると感じてかえって反発心を呼び起こし、関係が悪くなってしまいます。

場合によっては、さらにあなたを傷つけようと攻撃してくるかもしれません。

そんなとき相手に伝えるポイントは、68ページなどでも触れたように、「わたし」を主語にしてストレートなメッセージを伝える方法です。

例えばこんな感じに。

「そんなことをいわれるとわたしは悲しい」

「わたしはとても傷ついた」

いま自分が感じている気持ちを、そのままストレートにダイレクトに伝えるわけです。

わたしたちは社会生活を送るなかで、ふだんストレートに気持ちを伝えられることがほとんどないため、たいていの場合は、相手は自分が言い過ぎたことに気づきます。

ここでのポイントは、「自分の嫌な気持ちを大事にして、その気持ちをストレートに伝える」こと。

仮に相手の言動で心が傷ついても、相手をただ責めるのは、あなたがやるべき行為ではありません。

268

恋愛は、理性を麻痺させるための仕掛け

人間関係で振り回される典型は、やはり恋愛の場面ではないでしょうか。恋愛をすると、脳のなかで理性を担当する背外側前頭前皮質が、いわば一時的に麻痺した状態になります。この部分は、将来の計画や損得を考えて、自分がいまなにをすべきかを司る場所です。

恋愛によってこの部分の働きが鈍ると、本来自分にとって危険なことでも、脳がうっかり取り組ませてしまいます。

それこそ、あと先考えずに誰かと駆け落ちして、冷静になってから「どうしてこの人と逃げたのだろう?」と後悔するようなことが起きてしまいます。

なぜ、そんな大胆な行動を人間は取るのか?　それは、種が途絶えないようにするためです。いまは医療技術が発達し、出産時の死亡は減りましたが、むかしは死亡率が高く出産は命がけの作業でした。

人類誕生まで遡ると、人間は二足歩行という進化と引きかえに、出産が危険な作業になりました。頭が大きくなって出産に負担がかかるようになり、さらに妊娠してから出産するまで、数カ月も重たい体で過ごす必要があります。そもそも出産という行為は、理性的になればどう考えても避けるべき行動です。

そこで種を残すために、一時的に理性を麻痺させて、「この人の子どもなら産んでもいい」と思わせる必要があったのです。

恋に落ちると、ぼーっとした感じになるのはそのためです。恋愛中は、ものごとを冷静に考えられなくなり、相手に振り回されることも増えていきます。恋愛は理性を麻痺させる、ある種の麻酔のようなものなのです。

269
「共感」と「代弁」から、「好感」が生まれる

いまメディアで人気がある人を見ているとほぼあてはまりますが、彼ら彼女らは、「それがいいたかったんだよな」「わたしの気持ちをいってくれているんだ」と、多くの人に思わせることができる人たちです。

つまり、言葉にしにくい感情を巧みに言語化できる力を持っている人、ということになるのでしょう。

自分の気持ちをうまく代弁してくれると、人はその人のことを好きになってしまう性質を備えています。これは言葉に限らず、音楽やアートなどにもあてはまりますが、なかでも言葉は情報の〝解像度〟が高く、もっとも効果的に使える表現方法です。

もちろん、わたしたちはメディアで活躍する人たちと同じようにはできないかもしれませんが、相手の話をしっかり聞いて言葉で共感を示したり、相手の思いを少しでも代弁したりするなど、自分なりに活用はできるでしょう。

「話をしっかりと聞いてもらった」
「言いたいことをわかってもらえた！」

そんな感覚はとても気持ちがいいので、相手はきっとあなたに対して好感を持つはず。

人間関係をよくしていくきっかけとして、ぜひ活用したいテクニックです。

270

家族だから嫌いになる

人間関係における思い込みのひとつに、「家族は仲よくあるべき」というものがあります。

たしかに家族の仲がいい状態でいると、社会生活を送るうえでなにかと都合がいいうえ、いろいろな助けを得られるので有利に働くことはたくさんあると思います。

でも、だからといって、家族は仲よくあるべきだと決めつける必要はまったくありません。「家族仲」は本来、誰に評価されるものでもなく、そもそも血縁関係の有無は仲のよさとは関係ありません。

個々人がそれぞれの立ち位置で、いちばん心地よく過ごせるかたちを選べばいいのではないかとわたしは思います。

さらにいえば、家族という近い関係だからこそ、感情はもつれます。２０１６年に摘発された殺人事件（未遂を含む）のうち、半分以上の55％が親族間で起きているという警察庁の調査結果も、その傾向を裏づけています。

そう思うと、無理して「家族は仲よくあるべき」と自分を追い詰めるのではなく、「わたしは親のことが嫌いなんだ」「娘がとても苦手だ」と冷静に事実を受け止めたほうが、余裕が生まれるでしょう。

「家族だから嫌いになることもある」と、ときには考えてみることも必要です。

そう考えられると、本来、とらわれる必要のない罪悪感などから、かえって心は解放されると思います。

271 関係性が近い相手にほど、人は〝見返り〟を求める

近しい人間関係においては、お互いに脳のなかで脳内物質オキシトシンの濃度が高まり、「仲間意識」が強くなっている状態にあると考えられます。

オキシトシンは「幸せホルモン」とも呼ばれ、相手に親近感を持たせたり、愛着を感じさせたりする働きを持っています。同じ空間にずっと一緒にいることで、オキシトシンの濃度はさらに高まります。

ただ、お互いが信頼し合い絆を育むことはいいことですが、同時にお互いに期待する面も大きくなります。

家族なら、育児や家事のサポート、収入面での協力、親の介護など、ひとりの力では大変なことがたくさんあるでしょう。そのため、必然的に自分以外の家族に期待してしまいます。そうして自分が与えた愛情にふさわしい（ときにそれ以上の）〝見返り〟を求めるようになるのです。

そして、このとき想像以上に見返りが少なかったり、期待外れだったりすると、反動で相手を責めたり束縛したり、攻撃したりするといった行動に出ることがあります。

コロナ禍では、夫婦が同じ場所で一緒にいる時間が増えたことで、相手の嫌な部分とまともに向き合うことになり、離婚やトラブルなどが増える現象も生じました。「自分だけ楽をしてずるい」「期待していたのに」といった気持ちになるのが、理由のひとつと考えられます。

こうした現象も、オキシトシンによって高まった期待が裏切られた反動として現れたと考えることができるかもしれません。

272

子どもが「嫌いなこと」を、安心していえる環境をつくる

近しい関係という観点でいうと、子どもの教育について悩んでいる人も多いと思います。それこそあまり勉強せず、嫌なことはまったくやりたがらない子どもだと、「手がかかっていつも振り回されているな……」と感じるかもしれません。

前提として、小学校や中学校で学ぶ勉強は、子どもにとって楽しいことではないかもしれません。しかし、この時期に養うのは「学ぶ力の土台」であり、その後に本人が楽しいことを見つけたときに、自分ひとりで学んでいけるようにするための基礎となるものです。

そのため、たとえ嫌いな勉強でも、取り組ませる意義は大きいとわたしは考えます。「苦手なことを好きになる力を身につけられたら、それは生涯あなたの宝物になるよ！」と伝えるなど、嫌なことにも取り組ませる工夫をしてほしいと思います。

そうしてある程度基礎的な学びを終えたあとは、今度は逆に、好きなことに没頭できる環境を整えてあげたいですね。

このとき、子どもが感じる「嫌なこと」が役に立ちます。嫌なことを、子どもがきちんと「これは嫌い」「やっぱりやりたくない」と安心していえる環境をつくってあげることで、子どもはより自分が好きなことに集中して取り組めるはずです。

そうして、進みたいと思う道へ、自分の力で向かっていけるようになるでしょう。

273 かわいい子にはスマホを持たせよ

子どもの育て方についてのよくある悩みが、「スマホ問題」です。スマートフォンを子どもに持たせるべきかどうか、様々な意見があります。

わたし自身は、スマホは社会の基本ツールであり、子どもでもデジタルデバイスに積極的に触れることは必要だと考えています。スマホを使うことで多様な情報やアイデア、先端技術に関する知識などを得ることができ、デジタル社会を生きるための力を養えます。

これからの時代を生きる子どもたちからむやみにスマホを取り上げて、果たして親は子どもたちの将来に責任を負えるのでしょうか？

たしかにスマホには中毒性があり、注意を分散させてしまったり必要以上にハマってしまったりと、勉強の妨げにもなります。寝る前の使用で睡眠の質が低下することもわかっています。これはデジタル社会特有のリスクでしょう。

だからこそ、親が「上手な使い方」を身をもって教え、実際にやらせてみる必要があるのです。スマホを使うにも知性が必要です。親自身がその中毒性のとりこになり、使い方が下手であれば、それがそのまま子どもにも踏襲されてしまうでしょう。

ここでお伝えしたいのは、子どもたちが新しいものに触れられる機会を奪ってしまうことの是非を考えてみてほしいということです。

スマホを悪の機器のようにみなす意見に振り回されずに、子どもがスマホとうまくつきあっていけるように、親が一緒になってしっかり教えていける環境をつくっていきましょう。

274

嫌いになった相手でも、見方によってはいい面がある

家族をはじめ自分と近しい誰かを嫌いになったとき、現実的には嫌いだからといってすぐに別れたり、離れたりできるわけではありません。

もちろん身体的・精神的なDVを受けている場合は、早急に物理的な距離を取るべきです。DVは暴力（犯罪となり得る行為）であり、相手が変わるのを待っていても自然と治まるようなものではありませんし、生命に危険が及ぶ場合すらあるからです。

ただ、そんな極端な状態ではなく、相手の嫌な部分ばかりが見えたり、お互いに非難し合ったりしているという場合があります。

あなたにとって嫌な面ばかりが目についても、これは当然ですが——人にはそれぞれいい面があるはず。だらしない夫や妻でも、他人から見れば「細かいことを気にしないおおらかな人」かもしれないし、勉強をしない子どもでも、「友だちに慕われる頼りがいのある子ども」かもしれない。

相手の嫌な面ばかりに目が向くときは、別の人に対しても嫌な面を見つけ出して責めがちです。なぜなら、自分が相手を見る視点や、とらえ方自体が、他者の嫌な面を見つける側に寄っている可能性が高いからです。

少しずつでいいので、相手のいいところを見つける力を養っていくことが、あなたにとってもプラスになります。相手を嫌に思う気持ちは簡単には変わらなくても、少なくとも相手を非難し、攻撃する行為は時間の浪費だと気づくことができるようになるはずです。

そうしてあなたは、人間関係に振り回されない人間になっていくのです。

275 人は、まわりからいわれることに合わせて生きてしまう

古くから集団をつくって生きてきた人間は、社会からの「同調圧力」に影響を受けてしまう性質を持っています。

とくにいまは、SNSによってあらゆる情報に触れる機会が増え、この傾向はどんどん強まっているようです。よく「みんな○○だと思っている」「みんなが○○だから」などと表現しますが、その「みんな」の存在がものすごく膨れ上がったのが、ここ20年における大きな変化ではないでしょうか。

そして、この「みんな」が、「早く結婚しろ」「働かざる者食うべからず」「女はこうあるべき」「男はこうあるべき」などと押しつけてくるわけです。

興味深いのは、「自分」というのは案外あいまいな存在なので、社会から同じことをいわれ続けると、いつのまにか、そのいわれたことに合わせようとしてしまうこと。

これは、身のまわりにいる数人程度の規模でも同様です。

「あなたはやせているね」といわれ続けると、なぜかいつもやせていなければならない気がしてしまう。やせていないとまわりからはみ出すような気がして、生きづらくなってしまうわけです。

そして、まわりからいわれることに合わせて生きてしまうと、どんどん生きづらさが増してしまいます。

276

協調し過ぎない

２７１ページなどで述べた「同調圧力」や「ステレオタイプ脅威（２３７ページ）」は、どんな社会にも見られます。

しかし、いまのような変化が激しく、多様性に対応することが求められる時代には、まわりに協調するだけでなく、自分の考えをはっきりと主張できる力が求められると思います。

まわりにいる誰かが〝正解〟を知っているわけではなく、ましてや自分が属する社会が正しい方向へ進んでいるかも定かではありません。

そんなときこそ、自分の頭で考え、判断し、行動できる「協調し過ぎない」姿勢が大切になるでしょう。

ちなみに協調性が高い人は、協調性が低い人よりも収入が低いとする研究結果もあります。協調性が高過ぎると、まずまわりと合わせようとしたり、簡単に他人の意見に同調したりして、その人独自のオリジナリティーを発揮しづらくなることが考えられます。

また、安易に同調することで、逆に悪意ある人からつけ込まれる可能性もあります。

協調性そのものは、社会で生きていくうえでたしかに大切な資質かもしれません。

しかし、協調し過ぎるのは、いまの時代にはさほど「賢い戦略」とはいえないのでしょう。

277 「ずるい人」を許せないのは、人間が持つ社会性のため

みなさんのまわりにも、ときどき「この人なんだかずるいな」と感じるような人がいるかもしれません。ちょっとした嘘をよくつく人、抜け駆けをする人、自分勝手な行動をしてまわりを顧みない人、異様にうまく立ち回る人……。

いろいろな「ずるい人」がいると思います。

いわゆる「ずるい人」を、人はなかなか許すことができません。そんな人を攻撃したいという欲望が、わたしたちには生まれつき備わっているからです。

これは子どもでも同じで、5歳の子どもに、「ゲームでズルをした人を罰する（罰ゲーム）のを見たい？」と聞くと、それを見るために、自分のトークン（代用貨幣）を差し出すという実験結果もあります。

つまり、コストをかけてでも、人は「ずるい人」を許したくないわけですね。わざわざお金を払い、自分の大切な時間をかけてまで他人を中傷する記事を読んだり、ネット上のコメントで攻撃したりもします。

「ずるい人」を許せないのは、人間が持つ社会性であり、社会を維持するための仕組みでもあります。

攻撃する度合いを弱めることはできるかもしれませんが、「攻撃したい」と感じる気持ちそのものは、人間に備わった仕組みである以上なくすことはできないのです。

278 わたしたちは誰しもが、集団の「生贄」になり得る

「ずるい人」を攻撃するときに感じる強い快楽を欲するあまり、人は攻撃できる標的をわざわざ探してまで叩くようになります。

よく問題になるのは、ネット上で見ず知らずの他人を探し出し、その言動をあげつらって叩く行為。自分とはまったく関係のない人まで叩きたくなるほど、ドーパミン濃度が上がることで得られる快楽は強いものなのです。

こうなると、もはや「ずるい人」に依存しているようなもので、わたしはこの状態を「正義中毒」（231ページ）と呼んでいます。

しかも、標的にされるのは「ずるい人」だけに限らず、集団内でちょっと外れているように見える人が狙われやすい傾向にあるようです。

「顔がかわいい」

「服装が少し変」

そんな程度のことで、簡単に攻撃の的になってしまいます。つまり、誰しもが集団の「生贄」になり得るわけです。

「生贄」と表現したのは、特定の人を排除することで、その集団の和が保たれるからです。異分子を攻撃し排除することで、集団を均質に保ちやすくなるわけです。

むかしは村八分などといわれましたが、現代でも、村八分のような理不尽ないじめやバッシングは日常的に行われています。

時代を経ても変わらない、人間の本質のひとつの現れといえるでしょう。

279

人は他人を叩いてよろこびを感じる

「他人を叩きたい」という欲望は人間の本質であり、時代を経てもほとんど変わることはありません。

こうした他人への妬みに付随して、相手に損害を与えて「よろこび」を感じる気持ちのことを「シャーデンフロイデ」といいます。

わかりやすくいうと、「他人の不幸でメシがうまい」という気持ちです。

もちろん個々のレベルでは、自分の行動に意識的になることで、こうした愚行を防ぐことはできます。

しかし、人間はいまSNSのような、叩くための「標的」を見つけやすいツールを手にしています。また、誰かを叩くために、身勝手な拡大解釈やフェイクニュースを拡散するのも簡単に行うことができます。

そう考えると、見ず知らずの他人を攻撃するという傾向は、今後より加速すれど、小さくなるとは考えにくいのかもしれません。

象徴的な例として、トランプ前米大統領は、自分とは意見の異なる他者を徹底的に叩く欲望を抑えない人物でしたが、そんな人物が民主的に大統領に選ばれることが実際に起きました。

社会のなかで実際に起きるそうした現象に流されず、その本質を見極めるには、まず自分のなかにも、相手を攻撃し、その不幸によろこびを感じる性質があると自覚する必要があるのでしょう。

280 ほかの集団に怒りを感じたら、「集団バイアス」を疑う

自分が属する集団の和が保たれるのは、一見いいことのように感じます。しかし、「異質なものを排除したい」という欲求はなくならないため、ほかの集団に対して攻撃の矛先を向けるようになります。

それこそコロナ禍ではパンデミックを引き金に、世界中で世代間や民族間の衝突が起こりました。「あいつらがウイルスを撒き散らしている！」と、老年層が若年層を責めたり、アジア人が襲撃を受けたりもしました。

同じ集団内にも様々な価値観・行動様式を持つ人がいるわけですから、本来なら、そのほかの集団も認めるというのがあるべき姿です。

しかし、そうはいかないのが人間です。自分と異なる集団をひとくくりにしてしまうことを、「外集団同質性バイアス」と呼びます（逆に自分が属する集団を好意的にとらえることを「内集団バイアス」と呼びます）。

これら集団バイアスのメリットは、集団内の結束を固めることですが、異質な集団を攻撃したり、集団内の異質な人を排除したりするデメリットもあります。

まさしくいまのように人々の不安が大きくなる時代には、心を安定させるため、集団バイアスがより強く生じる傾向があります。

もし、ほかの集団に対していいようのない怒りを感じたときは、この「集団バイアス」を疑いましょう。そうすることで、冷静に現状を把握することができます。冷静に考えると、パンデミックならば、敵はほかの集団ではなくウイルスだとわかるでしょうし、むしろ異なる集団が協力し合うことが必要だと気づけるはずです。

281

「みんな」や「世間」のために、自分を犠牲にしなくていい

集団や国のために、自己犠牲的に行動する。そうした態度やあり方は美しく見えるかもしれませんが、わたしは個人の運命は集団の運命とは違うと強調したいと思っています。

とくに、自分と自分が属する集団が同化したときは危険です。そんなとき、さほどの悪意もなく集団からはみ出した人を容易に攻撃対象にし、そんな自分たちのことを「正義」の側とみなすからです。

この世界では、「正義の戦い」という言葉のもとに、悲惨なことが平気で行われているのは、ご存じのとおりです。

また、集団とアイデンティティーが同化すると、その集団を失ってしまうことが自分にとって最大の恐怖になります。その集団がなければ、うまく生きていけなくなるわけです。

そうして得体の知れない「みんな」や「世間」に振り回され、あげく自分の命すら簡単に捨てかねません。そうしたことが、この日本にも実際に何度も起こってきました。

例えば、見えない「絆」や「つながり」みたいなものが個人よりも大切だとする感覚や考え方があり、それはゆるやかに押しつけられるような価値観のため気づきにくいことがあります。

でも、わたしたちはそんな圧力にもっと注意深くなることが必要だと思います。

282 「わかりやすさ」を求めると、それをつくる人に振り回される

人間には、「見慣れたものに好感を持つ」性質があります。例えば小顔を美しいと感じる傾向も、これまで小顔の美人を見慣れていることで、「認知負荷（脳のワーキングメモリにかかる抵抗）」が小さくなるためです。

テレビドラマや映画で、勧善懲悪のようなおきまりのシーンが出てくると心が落ち着くのも同じです。認知負荷が小さくなると、安心できて好感につながるのです。

逆に、しっかり考えなければわからないものは、認知負荷が大きくなるため、警戒心を抱かせます。

それこそ、この世にはとても個性的で魅力的な顔もあるのに、それらは認知負荷が高いため、美人だと判断されないわけです。

「見慣れたもの」は、なにも見た目だけに限りません。わかりやすい正しさ、わかりやすい意見、わかりやすい味、わかりやすい笑いなど、世の中には「わかりやすさ」があふれていて、それらに簡単にアクセスできます。

でも、そんな安心できる「わかりやすさ」ばかりを求めていると、認知負荷がほとんどなくなっていき、やがて思考停止の状態へと陥ります。

わかりやすさばかりを求めたために、わかりやすさをつくり出す人たちに簡単に振り回されてしまうということです。

283

「スマホ脳」に陥ると、狭い世界へと追い詰められる

わたしたちは、ふだんなにげなくスマートフォンで知りたい情報を検索し、ものごとを幅広く理解しているように思いがちですが、実はまったく違います。

例えば、おもな検索エンジンの検索結果は、過去の自分の表示履歴や検索履歴によって最適化されて表示されます。つまりそれの意味するところは、気づかないうちに自分が好むような、似た情報ばかりに触れているということ。

まさに先に述べたような、「認知負荷」が小さい状態で多くの情報を見続けているわけです。

すると、それらが正確な情報ならまだしも、間違った情報に振り回されたり、極端な考え方に影響を受けたりします。

たとえ正しい情報だとしても、反対意見などが得られないため思考がどんどん偏っていき、狭い世界へと追い詰められていくのです。

このような、自分にとって都合のいい意見ばかりを求め、反対意見や客観的なデータを無視するようになる傾向のことを、先に「確証バイアス」と紹介しました。

本来、自分とは異なる多様な人々の価値観に触れられるメリットがあるインターネットという場が、スマートフォンの使い方ひとつで、狭い考え方を助長する場へと変わってしまうのです。

284

「ふだんの自分なら選ばない」情報を、あえて選ぶ

スマートフォンはとても優れた外部記憶装置です。しかし、検索機能が使う人に最適化される傾向にあるため、気づかないうちに思考が偏ることはもちろん、情報収集であまりに楽をすることで「考える力」が弱まる危険性をはらんでいます。

そんなとき助けになるのは、やはりリアルな人間関係で得られる情報でしょう。本や映画や音楽に詳しい友だちがいれば、その人がおすすめするものを、まずは受け入れて試してみるのはいい方法です。

ふだんの自分ならあまり選ばないような情報や方法を、信頼できる人のおすすめに従ってあえて選んでみるわけです。

仲のいい友だちとは価値観が似ている場合もあるので、分野ごとにその道のプロが推薦するものを試してみるのもありだと思います。ネット上で専門家がすすめるものを選んでもいいし、本ならリアルな書店にはプロの書店員が棚を独自にキュレーションしている店もあるので、そうした棚から選ぶだけで知識の幅を広げることができます。

自分とは違う視点や考え方をあえて取り入れることで、ふだんなかなか気づけない思考の偏りを防ぐことができるでしょう。

285

フォロワー数や「いいね！」の数に、たいした意味はない

スマートフォンの使い方においては、特定の人たち（あるいは不特定多数）とゆるくつながれるＳＮＳの世界はとくに注意が必要です。

多くの人がＳＮＳを気軽に使っており、それは楽しく便利なものではありますが、自分のＳＮＳ上で起きている「ふつう」の状態は、その集団（ＳＮＳ上のコミュニティ）だけの「ふつう」である場合がたくさんあるからです。

これはつまり、自分たちとは異なる集団のＳＮＳでは、逆に自分たちとはまったく違う情報や考え方が「ふつう」とされていることを意味します。

そのため集団間でのコミュニケーションがますます難しくなっていき、やがて互いを攻撃し合ったり、非難したり、炎上を引き起こしたりする現象が頻繁に起きてしまうわけです。

その意味では、ＳＮＳ上のフォロワーの数や「いいね！」の数が多くても、たいした意味がないことが理解できるでしょう。

それは単に、同質的な集団のなかで意見を評価し合っているだけであり、その思考や判断はかなりゆがみがちで、ものごとの本質を見誤りやすくさせるからです。

あたりまえのことですが、ＳＮＳ上の友だち数などで、あなたの人生の充実度は測れないのです。

286

ルールのなかでも、なるべく自分の心地よさを優先する

社会やまわりの環境に「振り回される」状態というのは、自分が「こうありたい」と思うことよりも、社会や集団の基準が優先されることで自分の自由が潰されていくように感じる、そんな〝気持ち悪い〟状態なのかもしれません。

そんな状況下においても、「自分がどう思うか」を優先して生きるのがいちばん大切なことだとわたしは考えます。

社会は一定のルールで動いており、そんな社会のなかでわたしたちは生きています。

ならば、その社会のルールのなかで、なるべく自分の心地よさを優先して生きられないか――。そんなことを突き詰めて考え、能動的に行動していきたいものです。

「社会や世間のＴＰＯに合わせるなら、この場面でサンダルは履かないかもしれない……。でも、自分が心地よくいられるよう、できる限りカジュアルな装いにしよう」

そのようにして、制限があるなかでも「ありたい自分」に調整している感覚を持てれば、まわりに振り回される感覚は減っていくのではないでしょうか。

どんな状況でも、可能な限り自分の心地よさを優先していく――。

そうすることで自己効力感も育まれ、快適に生きていくことができるはずです。

287

「嫌」や「不快」はビジネスチャンス

自分と社会との関係をバランスよく認識できると、自分が感じている「嫌な気持ち」ですら、社会のために生かすことができます。

当然ながら、多くの人は、いま自分が感じている「嫌なこと」「不快なこと」「不便なこと」を解消したいと感じています。

ならば、嫌な気持ちや不快な状態をきちんと分析し、うまくアイデアに転換することができれば、優れたビジネスチャンスをつくることも十分可能なはずです。

そもそも人類は、自分たちにとって不快なことや不便なものを解消するために、文明を生み出し発展させてきたともいえます。

身のまわりを見渡しても、生活を営むうえで定番になっている商品、または大ヒットする商品は、そうした観点からつくられたものばかりですよね。

だからこそ、自分の嫌な気持ちをストレスに感じるだけではもったいないかもしれません。できれば、うまく社会のために生かそうと転換することを意識してみてください。

それができれば、社会に広く貢献できる新しいビジネスを生み出す、強力な原動力にもなり得るということです。

288

圧力があろうとなかろうと、「自分の答え」を選択する

「自分の答え」はわざわざ表明しなくてもいいのです。理不尽な攻撃の標的にならないように注意することも大事なことです。

その注意を払ったうえで、できる限り自分はどうしたいのか、なにをしたくないのかといった考えを貫いていくこと。

それができれば、なにかに振り回されるよりはるかに満足度の高い人生を送っていくことができるでしょう。

いつの時代に生きていても、「こうすべし」という社会からの無言の圧力がなくなることはありません。

そんな社会からの圧力に抗って生きることは、あたかも自由で人間らしい気もしがちですが、「わたしは圧力には負けないぞ！」とあえて逆のことをしているのもまた、社会からの圧力に振り回されている状態なのではないでしょうか。

そのことで頭がいっぱいであれば、本来自分のために有意義に使えたはずの時間を失います。それもある意味で、圧力に負けている状態です。

大切なのは、社会からの圧力があろうとなかろうと、「自分の答え」をきちんと持つ姿勢のほうです。

もちろん自分の身を守ることも大切ですから、その

289

嫌な気持ちを認め、よりよく生きる

ここまで書き進めてきたことですが、なにかに振り回されていると感じるときは、自分のなかに、「嫌な気持ち」が潜んでいることが多いものです。それは、不安や嫉妬の気持ちだったり、怒りの感情だったりするかもしれません。

そんな嫌な気持ちはとてもパワーが強いため、人はいとも簡単にそれに呑み込まれ、どんどんネガティブな状態に陥っていきます。そうならないためには、まずその気持ちを自分で「認める」ことが重要です。

そうして嫌な気持ちを認めたあとは、自分自身に対して、「なぜ？」「どうすればいい？」と問いかけましょう。

「なぜこんなにイライラするのだろう？」

「どうすればこの気持ちを解消できるだろうか？」

嫌な気持ちは一見ネガティブですが、生かし方次第であなたの生きる力に変わります。

嫌な気持ちから逃げずにあえて正面から向き合うと、自分が本当はなにを求めているのかを認識でき、自分をより深く理解できるようになります。

自分のことを理解できれば、「まわりでいろいろ嫌なことがあっても、自分でなんとかできる」と思えて、自己肯定感も高まるでしょう。

嫌な気持ちを認めることは、「己を知る」ことにつながっています。

そして己を知ることができれば、よりよく生きることができるのです。

290

振り回されていると感じるのは、相手を説得できないから

なにかに「振り回されている」と感じても、案外自分の考えや答えは、はっきりしている場合があります。「でも、その考えや答えを優先できない……」。そんなときに感じるジレンマが、まさに「振り回されている」という感情ではないでしょうか。

人間関係でいうと、「誰かに振り回されている」と思うのは、自分とは違う考えに従うことが納得できないからでしょう。

自分にはほかの考えがあるのに、それができない。選んだ答えに自信を持って「わたしはこうする！」と明確にいえない状態が、「誰かに振り回されている」という気持ちにつながるのだと思います。

そんな状況を打開するには、やはり自分の考えをきちんと整理し、「どうすれば相手を納得させられるのか」を考える必要があります。

相手を説得できない説明能力の不足や、自信のなさ、口下手や経験不足……。そんな自分が、相手に「なめられてしまう」から、「あの人にいつも振り回される」などという不平不満につながってしまうのだと思います。

つまり、この場合は相手の意見に従うことが嫌だというよりも、相手を説得できない自分のことのほうを、嫌だと思っているのではないでしょうか。

そんな状態をなくしていくには、「自分はどんな答えを選びがちなのか？」「どんなことをされると振り回されていると感じるのか？」など、まずは「己を知る」ことが解決の一歩となります。

291

自分の嫌いな部分こそ、その意味を大事にする

つい悪いことばかり考えてしまうネガティブな感情や、他人の思惑に振り回される意志の弱い自分を、ときに嫌いになってしまうことがあります。

繰り返しお伝えしてきたように、そんな「嫌いな部分」こそ、自分自身で丁寧に扱って、大事にしてほしいと思います。

自分のいいところなんて、放っておいても誰かが見つけてほめてくれたり、認めてくれたりするものです。

しかし、自分の嫌いな部分については、あなた自身がそれと向き合わなければ、いい方向へと生かせません。どこかの誰かが、親切にも解消してくれるわけではないのです。

自分の嫌な部分や、ダメだと思う部分には、必ず大切な意味が含まれています。だからこそ、嫌いな部分こそ大事にして、そこに隠されたメッセージをしっかり受け取りましょう。

それができれば、どんな自分であっても正面から認められるようになります。変な思い込みから解放され、視野が広くなっていき、ものごとを違う角度から考えられるようになります。

そうして自己否定や自己卑下のループから抜け出せれば、気持ちがどんどん楽になっていくでしょう。

292 自分を救う

自分を大事にするためには、「自分と向き合う時間」を意識的につくっていくことが欠かせません。

現代社会ではなにかとスピードが重視され、効率的に「うまく」こなすことが、まるでいいことのようにみなされる風潮があります。たしかに、忙しい毎日のなかで限られた時間を最大限に生かすには、自分なりに生産性を高める工夫は必要でしょう。

でも、まわりに振り回されてばかりでは、いつまで経っても自分を正しく理解することはできません。立ち止まる時間をつくり出し、自分と向き合うからこそ大切なことに気づけるのです。

自分がやったことを「いい」「悪い」と判断するのではなく、まずは自分をそのまま受け入れてみる。そんな自分と向き合う時間は、まるで自分を見ているもうひとりの自分がいて、ふたりで静かに対話するような時間となり得るものです。

「いまわたしは、親友のはずのあの人を妬んでいる」
「だから、嫌な気持ちになっているんだ」
「どうすればこの気持ちを、いい方向へ持っていけるかな?」

このように自分と向き合い、丁寧に対話する時間を持てれば、日々の忙しさに流されがちな自分の気持ちを、自ら救うことができるでしょう。

293 自分が「できること」を、少しずつ増やしていく

「自分はいま必要とされていないのかな……？」

そんなネガティブな気持ちになっているとき、脳は大きなダメージを受けています。ストレスホルモンの濃度が上がるからです。

それこそパンデミックを契機に、職を失ったり、経済的な基盤が揺らいだりした人もたくさんいると思いますが、そうした現象や状況そのものよりも、社会から「いらない人間」だといわれたように感じることのほうが強いストレスになるのです。

あなたがもし、将来になにか不安を感じているなら、「自分になにができるのか」をいくつか具体的に探しておくことをおすすめします。

語学を勉強しておくのでもいいし、小さなタネ銭から資産を形成するための方法を学んでいくのでもいいですし、人それぞれアイデアがあるでしょう。

もちろん、自分の夢をベースに探していくこともいいのですが、「社会から求められること」や「自分が得意なこと」から探してみることで、将来のロードマップを描きやすくなると思います。

端的にいえば、「自分が貢献できそうなこと」「自分ができること」を増やしていく戦略です。

そうして自分の能力を磨いていけば、将来的な経済的安定にもつながり、不安は減っていくはずです。

294

いま嫌いなものも、時間が経てば嫌いでなくなる

自分の嫌な部分や、嫌いなものを認めて受け入れることが大切だと伝えましたが、もうひとつ、嫌なものごとのとらえ方を変える方法があります。

とてもシンプルな方法ですが、「いま嫌いなものも、時間が経てば嫌いでなくなるかもしれない」と考えることです。

自分にとって身の危険を感じるような、本能的な「好き嫌い」の感情は変わらないかもしれません。これは、脳の「扁桃体」という部分が役割を担っているのですが、嫌な状態を変えるために（逃げるために）、瞬時に強い行動をうながすからです。

しかし、「この人のこんなところが嫌いだ」というような、主観的な好みの問題であれば、時間が経てば変わることは十分にあり得ます。

これは、脳の「眼窩前頭皮質」という部分が、「ものごとの価値を判断してよりよい選択をする」という働きを担っていて、この価値判断の基準は頻繁に更新されているからです。

つまり、いま嫌いな理由が明確でないような場合は、とりあえず嫌いなまま心のなかの箱にでも入れておいて、放っておけばいいということ。

いずれ時間が経てば感じ方に変化が出て、嫌いでなくなるときがくるかもしれません。

295

「悲観的」は武器になる

人は、真面目な性格であればあるほど、ものごとを悲観的にとらえて自信を失いがちです。

ただ、悲観的であること自体は、けっして悪いことではありません。むしろ危険を察知する能力が高く、失敗から学ぶ力も強いので、次なる危機に向けて最適な準備をすることができます。

悲観的であるのは、生きていくうえで「強み」となる性質なのです。

もちろん、悲観的過ぎるとはじめてのことに取り組むのを恐れたり、避けたりするようになり、成長の妨げになることもあるでしょう。その意味では、楽観的思考もまた大切な資質です。

そこで、不安を感じるなにかを目の前にしたときは「ああ、これはよくないな。自分には無理だな……」とただ悲観的になるのではなく、「でもこれを乗り越えたら、またひとつ貴重な学びが得られる」と意識を変えてみましょう。

自分でわざわざ不安を強めるのではなく、不安を感じているのを認めながらも、それを受け止める思考の習慣を持つのです。

これはマインドセットの問題であり、しつこく練習していれば、必ずいいかたちへと変えていけるはず。不安を感じるものごとをただ避けるのではなく、自分にとって難しいからこそ、いい経験になると考えることが大切です。

296

自分の感覚をもっと大切にする

ＳＮＳをはじめ、個人の情報がかなりオープンな時代になりました。すると、他人のことがどうしても気になる環境ができあがります。

ＳＮＳで自分の幸せな体験を投稿する人もたくさんいるし、うれしかったり、面白かったりした体験を仲間たちと共有し合うことで幸せを感じる人もいます。

逆に、「プライベートは絶対に公開したくない」というマインドの人もいるでしょう。ＳＮＳにむやみに投稿しないことで、誰も傷つけずに慎重に生きたいと願うのかもしれません。

しかし、ここで大切なのは、人からどう思われるかを気にし過ぎないことだとわたしは考えます。もし自分自身のポジティブな欲求が満たされるのなら、別になにをどう表現してもいいし、もっと自分の感覚に正直になっていいのです。

その意味では、（本心とは異なるのに）ＳＮＳなどで他人の共感を得ようとして、なんとなく美しい場面ばかり切り取って投稿するような行為は、他人の評価に振り回されている状態といえそうです。

それよりも、もし自分が心から「美しい」と感じたのなら、その感覚自体をもっと大切にしてほしいのです。

自分の五感によって、身のまわりにある美しいものや素晴らしいものを味わえる力こそが、幸せな生き方につながっていくのではないでしょうか。

297

リアルな人間関係に揉まれながら、自分を磨く

自分に自信を持つためには、「人からどう思われるかを気にし過ぎない」ことが大切です。

これは自分の五感をもっと信じるという意味ですが、そんな自分の思考の「ゆがみ」を指摘してくれるのは、むしろリアルな人間だという事実もあります。

そもそもわたしたちが脳を持っているのは、過去に生きてきた経験と情報を参照して、最適な生存戦略を探すためです。

ほかの多くの動植物のように遺伝子情報だけに頼ることなく、遺伝子と「認知」を組み合わせて、多様な情報から最適な生き方を選べるように進化したからこそ、人類は今日まで生き延びてきたのです。

それなのに、わざわざ大切な脳の機能を生かさずに、自分と似たような安心できるものだけに囲まれて生きるのは、あまり賢い選択とはいえないのではないでしょうか。

そうではなく、あえて多様性のなかに身を置いて、リアルな人間関係に揉まれ、自分と異なる意見や情報に触れながら自分自身を磨いていく——。

そうして自分の思考を明確にすることで、自分に自信を持てるようになるし、振り回されない人になれるのです。

298

選んだものを「正解」にして進む

人間というのは、自分で選ぶ自由があればあるほど、選択肢が多ければ多いほど、なにかを選びにくくなるものです。

そんな「なにを選べば正解なのかわからない」ときは、とりあえず自分なりの結論を仮に決めて、「あとで軌道修正すればいい」くらいの気持ちで、どんどん自分の行動を選ぶことにトライしてみるのも手です。

一度選んだら簡単には変えられない場合はどうでしょうか？　例えば、ある人を選んで結婚し、「失敗した！」となったら？

もちろん離婚という選択肢はありますが、それもおいそれと取れる方法ではありません。

そんな場合は、ほかの選択肢はなかったものとして、自分が選んだものを「正解」と考えてやっていくしかありません。

いわば、なにを選んでも自分にとっての「正解」にして進んでいくのです。そうしたとらえ方をすることで、はじめて見えてくるものがあります。

嫌なことにひたすら耐えるという意味ではありませんが、どんなことも自分で正解にしていける姿勢が身につけば、なにものにも振り回されない、自分らしい生き方につながっていくでしょう。

299

一度決めたら、その決断に自信を持つしかない

みなさんは、「運命と抵抗」のゲームを知っていますか？　作家・小川哲さんの『ゲームの王国』（早川書房）という小説に登場する、単純なのにとても奥が深いゲームです。

何人で行ってもいいのですが、19枚の紙に好きな数字を書き、シャッフルして山札とします。このとき同じ数字は書けませんが、負の数でも小数でもどんな数を書いても構いません。

そして、それを1枚ずつめくっていき、「運命」か「抵抗」かを選びます。運命を選べばその数が自分の運命として確定し、抵抗するなら次の紙をめくれます。しかし、あとには戻れません。

つまり、運命の数を決めるまでは抵抗できますが、運命の数を決めたらそれ以上抵抗できないということ。抵抗し続けて、最後に選んだ数が最大とは限りません。そうしてめくっていき、もっとも大きい数を引いた者を勝ちとするゲームです。

ここでお伝えしたいのは、人生にあてはめると、一度なにかを決めたら「その決断に自信を持つしかない」ということです。

いくら決断に後悔しても、結局のところ運命は変わりませんから、運命を受け入れて進んでいくしかないのです。しかも、人生はゲームと違って、最大の数を取ったからといって勝ちと決まっているわけでもありません。

なにが勝ちかは誰にもわからないからこそ、なにか一度決めたら、なにものにも振り回されることなく、自信を持って堂々と進んでいけばいいのです。

300 たまには愚痴をいってていい

最近、不快な気持ちやストレスに振り回されていると感じていたとしたら、同じように感じている人を探して、その気持ちを共有してみるのもひとつの方法です。

わかりやすくいえば、たまには誰かと愚痴を言い合ってもいいのです。

そうするだけでもストレスを解消できて、誰かの余計な言動に振り回されることがなくなります。新たな気持ちで、問題や置かれた状況に向き合えるようにもなるはずです。

ただし、特定の誰かの悪口を言い合うのはベストな方法ではありません。18ページで述べたように、悪口は結局のところ、自分への悪口として脳が判断してしまうからです。

また、悪口はたいていの場合、第三者を通じていつのまにか本人に伝わります。しかも、その際にいってもいないことがつけ加えられて伝わるのがほとんどで、それによって人間関係が根本的に壊れてしまうこともあり得ます。

もし特定の誰かに対して不満やストレスがあるときは、難しいかもしれませんが、直接本人に伝えるのが効果的な解消方法になるでしょう。

301

人は理由もなく他人を嫌い、理由もなく他人に嫌われる

他人に振り回されないで生きるには、自分が感じる他人に対しての「嫌な気持ち」を、必要以上に自分の欠点ととらえないことです。

たいした理由もなく誰かを嫌いだと思うことがあっても、それがふつうの人間というものであり、罪悪感まで抱く必要はありません。

「別にあの人を嫌ってもいいんだ」

「どうしても嫌に感じるのだから、それはもう仕方ないんだ」

そうとらえて開き直ることもまた、自分自身を大切にして生きていくには必要な姿勢です。

要は、がまんしたり、無理に好きになったりする必要はないということ。

もちろん、嫌いだからといって危害や妨害を加えてはいけないし、理由もなく他人を嫌うということは、自分もまた、理由もなく他人に嫌われるということを意味します。

つまりは、お互い様なのです。

そんなあたりまえのことにふと気づき、腑に落ちたとき、変に自分を卑下するようなこともなくなっていくはずです。

そうして、人間関係がスムーズに流れていくのだと思います。

302

「嫌な気持ち」と、軽やかにつきあって生きていこう

自分にとってとても大切で意味のあることに取り組んだのに、逆に不安を感じたり自信を失ったりしたことがあると思います。

そのことが原因で、うまくいっている誰かを妬んだり、理不尽な怒りを感じたりしたこともあるかもしれません。

だからといって、その大切なことに取り組まなければよかったのかといえば、そうとはいえないでしょう。たとえ「嫌な気持ち」になったとしても、自分がやるべきことに向き合わなければ、人生は前へと進んでいきません。

だからこそ、自分のなかから湧いてくる気持ちを、そのまま認めてあげることが大切なのです。

嫌な気持ちが湧いてきたら、きちんと向き合って整理してみる。整理できないときは、しばらく放っておく。あるいは、信頼できる人に愚痴をいうのもいいでしょう。

そうしてネガティブな感情とうまくつきあう自分なりの方法を身につけることができれば、やがてあなたの生きる力へと変わっていきます。嫌な気持ちを、エネルギーに転換することができるようになるのです。

自分の嫌な気持ちに振り回されずに、むしろ軽やかにつきあっていく——。

そうすれば、あなたはいつだって自分らしく、豊かに生きていくことができるのだと思います。

脳科学から見た「幸せ」の秘密④

生きることに理由はない

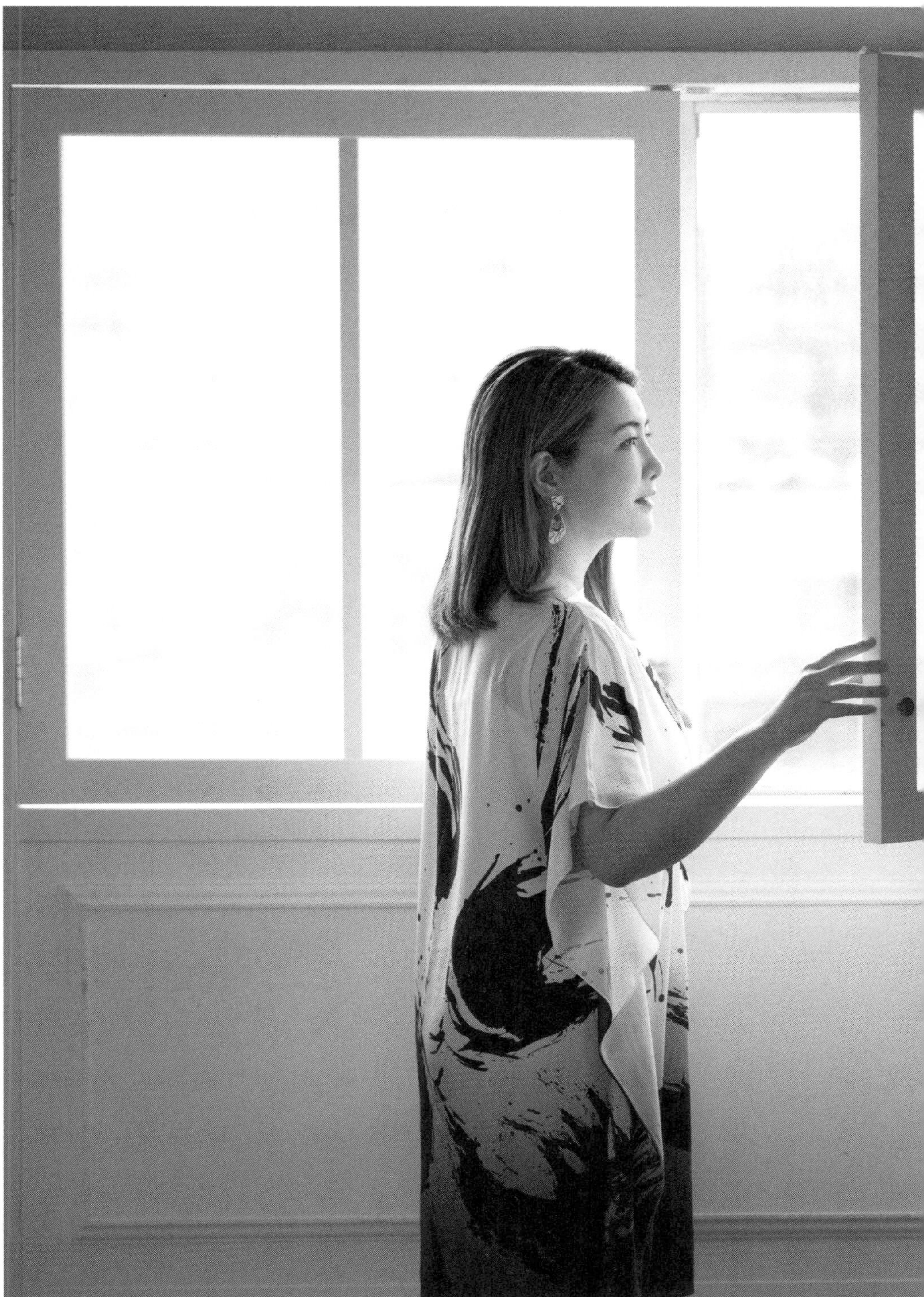

ありとあらゆる生物の根本原理は、「生き延びようとするためのシステム」だという前提があります。

ある一定の見方からすれば、「生きる」ということそのものが、ほとんど宗教のようなものに見えるのではないかと思うほどです。

現在の日本は、日常生活や生き方の基本として信仰や宗教的な規範が根づいているとはいいにくい状況にあるでしょう。むしろ、規範として機能しているのは世間の目、もっといえば「同調圧力」ではないでしょうか。いわば「人間関係教」のようなものが、かなり強力に意思決定を支配している状態にあると考えることができます。

そんな国に生まれたというのに、子どものころのわたしは、世間の空気や人間関係というものをあまりよく理解することができず、「もっとクリアでわかりやすい規範があればいいのに」とずっと思っていました。

そんな状況にあって、科学というものは、依拠するに足る、どんな人に対しても平等に開かれた知的でフェアな基準だとわたしには思えたものです。

科学は、どんな人にも反論したり、批判したりする権利があり、気が済むまで思うまま検証をすることが許されています。これが従来の宗教的規範とはまったく異なるところです。

一般的な宗教においては、一度信仰を持つと、教義を批判することはほとんど許されません。なぜなら、それが〝信仰〟というものだからです。あたりまえですが、クリスチャンなのに「三位一体はおかしい」などということは、信仰の基本から外れてしまう行為となるでしょう。

でも、科学にはあらゆる意見や批判が許されています。

例えば、１９９３年に、子どもにモーツァルトを聴かせると頭がよくなるとする「モーツァルト効果」が発表されました。かつて話題になり、いまだに信じている人もたくさんいるという主張です。

しかし、その6年後には、「それはアーチファクトであり、誤りである」という反論の研究結果が発表されました。いまでは、世界中の研究者がモーツァルト効果を否定する見解を支持しています。

このように、科学には「反証可能性」が担保されているため、フェアな世界であることが前提になっているのです。これこそ、わたしが科学的な考え方に信頼を置く理由になっています。

では、そんな科学的な考え方に依拠してわたしたちの生を見直してみると、いったい人はなんのために生きているのかという疑問が出てきます。

実は、この問いには答えがありません。

わたしたちは、ただ生きているだけ。

生きている理由を探そうと思っても、どこにもないのです。すべての生物が、生存するためにただ生きている。

「それでは人間の生きる意味はどうなるの？」

「宗教と違って科学には救いがないではないか」

そう思われる人もきっといるでしょう。

でも、理由がないということは、「どうとらえてもいい」ということなのです。どんな理由をつくっても、どれも間違いではない。誰も正解だとは保証してくれないけれど、自分ですべてを決めていいのです。

そして、それこそが科学の素晴らしいところだとわたしは思っています。

正解がない人生を好きなように生きる

なかには、「生きる意味はない」という事実に絶望を抱く人もいるかもしれません。でも、論理的にはこう考えることが可能です。

「生きる意味が与えられていないのなら、あとから自分でどんな意味づけをすることも許されている」

つまり、「生きる意味は楽しむことにある」「生まれてきてよかったと、死ぬその瞬間に思うために生きている」などと、好きなように決めていいということです。

もちろん、人生には様々な困難がついてまわります。両親や生まれた環境、人間関係などのしがらみに絡め取られ、絶望感や虚無感にさいなまれながら生きている人もいるはずです。

それでも、本来は自分の人生なのだから自分の好きにしていいのです。まったく自由に生きていいのです。

数学の言葉を借りると、人生の解は「不定」となるでしょうか。不定というのは、「無数の解が存在する」という意味です。

その無限に存在する解のひとつに、「あなたが選ぶ」という初期条件を与え、あなたがそう決めたのなら、それが正解になるということです。

逆にいえば、あなたではない誰かが、あなたの正解を決めてしまうこともあり得るということ。でも、その状態はけっして心地いいものではないはずです。

それを受け入れる生き方もあるかもしれませんが、やはり、自分の選んだ答えを正解にしていく人生に大きなよろこびがあるのではないかと、わたしは考えます。そして、そういう生き方をおすすめしたい。

少なくとも本書を手に取った方は、「自分なりの幸せを探したい」と思っているのではないでしょうか。

そんなみなさんに、わたしは「人生には誰かが決めた答えというものはなく、正解はあなたが決めるのだ」と伝えたいのです。

「置かれた場所」で咲く必要はない

「生きる意味や人生の答えは自分次第といっても、現実には社会のルールのなかで生きなければならないじゃないか」

そんな疑念が生じる人もいると思います。

自由に生きたいのは誰だってそのとおり。では、どの程度まで自分の意思を貫き、一方で、どのくらい世間に「迎合」すればいいのでしょうか？

バランスをうまく取りながら、楽しく生きていける人も世の中にはたくさんいます。でも、それには向き不向きがあって、わたしのように、どちらかといえばそうしたことがやや苦手なタイプの人は、バランスを取ろうとするだけで疲弊してしまいます。

そんな人は、社会と適切な「距離」を取っていくのもひとつの方法です。

日本は規範や社会通念の力を強く感じやすい国だと思います。そんな環境で「生きづらさ」を感じるのなら、例えば住む場所（国）を変えるという選択肢を持っておくのも、有効なソリューションとなり得るでしょう。

わたしはしばしば、いま60歳くらいの知人の女性のことを思い出します。彼女は両親が離婚して母親に育てられたのですが、そのため学歴においても差別を受け、様々な機会を奪われてきたと嘆いていました。

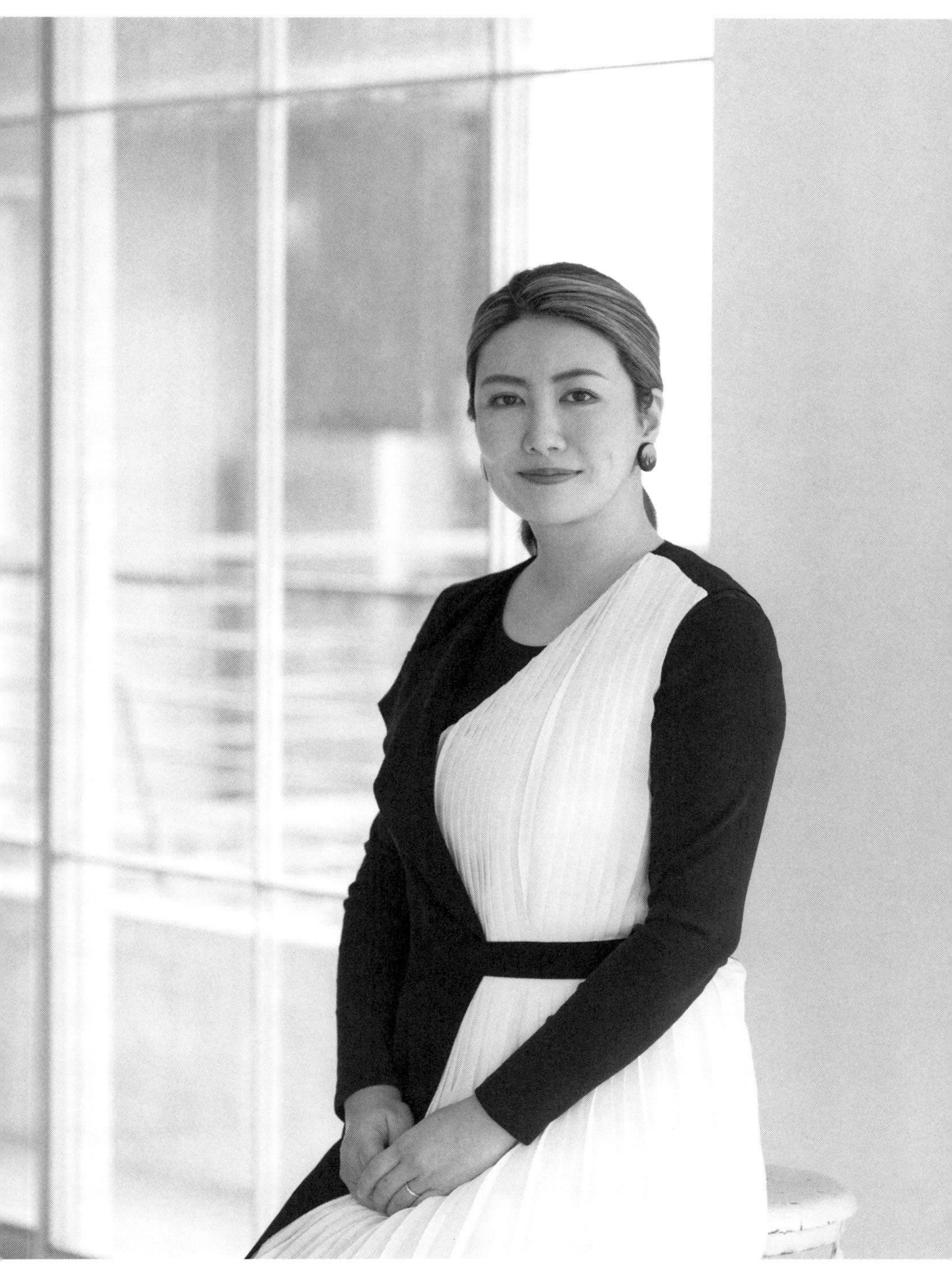

「日本では大学にも行けないし、結婚もできない」とずっと思って生きていたそうです。数十年前の当時は、親が離婚していると入学できない私立大学があったり、結婚が難しくなったりするような時代があったのです。いまの若い人には、ちょっと想像がつかないかもしれませんね。

そんな彼女は、30歳を過ぎてフランスにわたり結婚するのですが、渡仏後、「わたしはこれまでいったいなにをしていたのだろう？」と心底思ったといいます。

「あんな社会通念に自分の人生を縛られて、本当にバカだった。人生の時間を無駄にした」

そうおっしゃっていたのがとても印象的でした。

いまいる環境が「自分に合わない」と感じたとき、多くの人は自分を変える努力をするでしょう。そのこと自体は素晴らしいのですが、「社会のほうがおかしい」ことだって十分にあり得るのです。

そう思ったら、まず場所を変えてみることも積極的に考えてみてほしいのです。「何十年も無駄にしてしまった」と後悔する前に――。

これは、学校でも職場でも同じです。

「つらい」「ひどい」と思ったら、手遅れになる前に、学校や職場を変える自由を自分が持っていることに気づいてほしいのです。もちろん、パートナーから去る行為もここに含みます。とくにDVを受けている人は、なにも考えずに死ぬ前にすぐ逃げてほしい。

戦わずに、自分の命を最優先して逃げるというのもまた勇気であり、違うかたちの戦いなのです。

以前、『置かれた場所で咲きなさい』（渡辺和子著　幻冬舎）という本が話題になりました。その内容に対して意見したいわけではありません。ただ、わたしはこの書名を目にしたときに違和感を抱きました。

わたしたちは植物ではない。
だから、置かれた場所でないところで咲いたっていいのではないでしょうか?
わたしたちは、自分の足でどこへでも歩いていけるのだから。

感情に振り回されないレッスン

2023年10月17日　第1刷発行
2024年10月11日　第8刷発行

著者　中野信子

発行者　鈴木勝彦
発行所　株式会社プレジデント社
〒102-8641
東京都千代田区平河町2-16-1 平河町森タワー 13F
https://www.president.co.jp/
https://presidentstore.jp/
電話 03-3237-3732（編集）
03-3237-3731（販売）

装丁　小口翔平＋須貝美咲（tobufune）
本文デザイン　木村友彦
写真　川しまゆうこ
企画・構成　岩川悟（合同会社スリップストリーム）
辻本圭介

販売　高橋 徹　川井田美景　森田 巌　末吉秀樹
庄司俊昭　大井重儀
編集　石塚明夫
制作　関 結香

印刷・製本　中央精版印刷株式会社

ISBN978-4-8334-4048-6
Printed in Japan

※本書は、『生きるのが楽しくなる脳に効く言葉』『あの人の心を見抜く脳科学の言葉』『自己肯定感が高まる脳の使い方』『悩みと上手につきあう脳科学の言葉』『脳を整える　感情に振り回されない生き方』『人生の武器になる「超」勉強力』『引き寄せる脳 遠ざける脳　「幸せホルモン」を味方につける3つの法則』（すべて小社刊）を元に、大幅な加筆・編集を加えたオリジナル版です。